中 国
健康经济评论
2020

钟若愚　阮萌◎主编

JOURNAL
OF CHINA HEALTH ECONOMY
REVIEW

U0345767

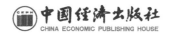

中国经济出版社
CHINA ECONOMIC PUBLISHING HOUSE

·北京·

图书在版编目（CIP）数据

中国健康经济评论. 2020／钟若愚，阮萌主编. -- 北京：中国经济出版社，2021.7（2023.8 重印）

ISBN 978-7-5136-6513-1

Ⅰ. ①中… Ⅱ. ①钟… ②阮… Ⅲ. 卫生经济学-研究-中国-2020 Ⅳ. ①R1

中国版本图书馆 CIP 数据核字（2021）第 128455 号

责任编辑　丁　楠
责任印制　马小宾
封面设计　任燕飞

出版发行　中国经济出版社
印 刷 者　北京建宏印刷有限公司
经 销 者　各地新华书店
开　　本　710mm×1000mm　1/16
印　　张　16.5
字　　数　246 千字
版　　次　2021 年 7 月第 1 版
印　　次　2023 年 8 月第 2 次
定　　价　78.00 元

广告经营许可证　京西工商广字第 8179 号

中国经济出版社 网址 www.economyph.com **社址** 北京市东城区安定门外大街 58 号 **邮编** 100011
本版图书如存在印装质量问题，请与本社销售中心联系调换（联系电话：010-57512564）

主　　　编　钟若愚　阮　萌

执 行 主 编　刘沐芸

副　主　编　何渊源　徐翌钦

执行副主编　汪云兴　任雪荻

编　　　委　(按姓氏笔画排序)

刘沐芸　刘兴贺　任雪荻　阮　萌

许冰洁　许金红　陈艳萍　何渊源

汪云兴　张哲华　金银雪　林　滨

钟若愚　聂永星　钱柔冰　秦　阳

徐翌钦　董继红　魏　伟

支持单位

深圳市应用经济研究会

深圳大学人口研究所

综合开发研究院（中国·深圳）公共经济研究所

个体化细胞治疗技术国家地方联合工程实验室

深圳高技术产业创新中心生物经济研究所

走向未来的现代健康经济

钟若愚　阮　萌

一、健康与经济学

健康的概念有着丰富的内涵，它不仅是没有疾病或疼痛，也是一种精神上的良好状态，是指生命存在的一种"好"的状态——身心愉悦。健康的内容包括身体健康，更包括心理健康和心灵健康等。现代健康的新趋势已经扩展至生活质量和品位以及个人的健康选择决策，因而健康是一种"积极的生活方式"。

健康被纳入经济分析框架始于 20 世纪 60 年代 Schultz（1961，AER）所界定的人力资本概念（体现人知识、技能及健康的总和）。健康经济学奠基于 Arrow（1963，AER）的经典论文，论文从健康医疗服务的不确定性和信息不对称出发，深入探讨了医疗卫生服务产业中经济学相关研究的特殊性。Grossman（1972，JPE）用健康资本、健康需求解释健康的影响因素，开启了作为行为科学的健康经济学研究领域。此后健康经济学的发展以研究健康政策、健康服务以及个体健康行为为主。伴随着行为经济学和社会学的理论与方法越来越多地应用到健康经济行为分析中，健康经济学研究领域在动态中不断拓展，并扩展到自然环境、社会环境以及个人保健等范畴。

Fogel（1994，AER）研究英国 1780—1979 年的历史，得出提高个人健康水平所带来的生产力提高能解释英国为何人均收入增长了 50%，也就是说，这 200 年间英国全要素生产率的提高主要得益于健康和营养对经济的促进作用。Arora（2001）通过对发达国家近 200 年的历史数据进行回归分析得出：健康对经济增长的贡献率达到 30% ~ 40%。

健康不仅关乎经济增长，更关乎民生幸福。芝加哥大学的奚恺元教授（Christopher K. Hsee，2008）在论述中国经济发展与幸福提升时说："人们幸福与否很大程度上取决于和财富无关的因素。经济越发展，非物质因素对幸福的影响就越大，例如人们的健康。"

二、健康产业的发展

健康产业是一个内涵丰富的产业，它面向人的生、老、病、死全生命周期，覆盖生活方式、饮食习惯、生态环境、心理因素、家族遗传等方面，是为人民群众提供与健康密切相关的产品和服务的集合，具备了综合性强、科技含量高、市场规模大、与民生福祉密切相关等特征。随着医学模式逐渐由疾病医学（单纯疾病治疗模式）向健康医学（预防、保健、治疗、康复相结合的模式）转变，健康产业也向多元化方向发展并成为未来最具潜力的朝阳产业。从产业特征看，健康产业既是公共民生产业，与公共民生、居民消费直接相关，又是可持续发展的低碳产业。它是继传统优势产业、金融物流产业、互联网产业之后，能有效拉动需求、优化产业结构、促进经济发展方式转变的又一个经济增长点。

世界各国对健康产业发展高度重视，有影响力的国家均从国家层面抓紧制定和实施"国家健康促进"行动规划。美国卫生部（HHS）2010年12月启动的健康促进和疾病预防议程，是在其前三个"健康人民"（Healthy People）十年规划评估基础上开始实施的"健康人民2020"规划。"健康人民2010"和"健康人民2020"均将消除健康不平等、提高生活质量和增加人类寿命列为首要目标。欧盟的健康战略规划（EU Health Programme）始于2003年，目前"欧盟健康计划（2014—2020）"是其第三个健康战略。日本于1978年实施"国民健康促进计划（1978—1988）"，目前正在实施的"健康日本2035"是其第四个国家健康战略。在中国，2015年"健康中国"建设正式纳入国家战略，党的十八届五中全会首次明确提出"健康中国"的任务和理念，2016年10月发布《"健康中国2030"规划纲要》，党的十九届五中全会提出"全面推进健康中国建设"的任务。

在产业发展和企业层面，涉及健康产业的投资并购近年来日益活跃，健康产业中细分的新兴行业、新的消费模式和商业模式也不断涌现。基于互联网的健康管理和个性化健康服务迅速成长。如成立于 2006 年的个人基因技术公司 23&Me，2008 年就开始向欧洲市场和加拿大推出个人网络基因检测服务。从纽约证券交易所、伦敦证券交易所、纳斯达克交易所新上市企业看，健康产业涉及基因检测、干细胞存储和诊疗、母婴保健、影像诊断与放射治疗等新兴领域，提供了网络基因检测、远程健康管理、电子医疗档案等个性化健康服务，这也说明健康产业与生物技术、互联网信息技术等融合发展的趋势日益明显。

三、需求推动下的快速发展

健康产业的快速发展，与新一代信息技术、互联网技术和生物技术不断发展有关。正是医疗健康技术的进步，为健康产品和服务的供给奠定了基础。不过，之所以出现种类纷繁、日新月异的健康产品和服务，以及层出不穷的新兴细分行业和新型商业模式，还是为了满足人们对更高层次健康生活品质的需求。

以健康管理行业的快速发展为例。健康管理服务不仅覆盖了人们每一个年龄段的健康需求，从婚前、孕前、产前疾病筛查，母婴健康管理，中青年及特定人群的亚健康管理，健康心理咨询等，到老年居家养老、长期照护、精神慰藉、临终关怀，还涉及健康服务链上的每一个环节，从健康体检、健康评估、健康档案管理到健康教育、健康促进、健康干预，还出现了社区健康管理、远程居家监测、移动互联管理等多元化的个体健康服务。

正因为能有效满足不同人群对自身健康（包括生理健康、精神健康和心灵愉悦）的个性化需求，健康产业才成为一国最重要的支柱产业，近年来在中国更是快速发展。人们的消费需求关注点从物质满足和奢侈品消费转向追求身心健康和生活品质的升级，是推动中国健康产业持续快速发展的根本动力。

健康产业的长足发展将有效缓解健康需求快速增长对医疗资源供给不足的压力。解决中国卫生医疗体系不可承受之重难题的主要途径，是加快健康产业发展，推动医疗健康体制尽快实现以防治为主的"前移"和注重社区的"下移"，最终实现医疗健康体制由当前以"生病治病"为特征的医院治疗体系向国民健康保障体制转型。当前突破的关键点之一，是医保体制实现适应健康促进趋势的制度变革，将健康体检和健康促进内容尽快纳入医保范围，从而最终缓解医疗压力、促进全体国民健康水平和生活品质提升。

在这个过程中，不仅要重视生命科学、生物技术和信息技术的进展，更要结合中医传统文化的精髓。中医"上工治未病"的理念，提倡预防为主，积累了养生、康复等丰富的保健手段和方法，既符合人类健康需求不断增加的要求，又将中医药的服务领域拓展到预防、养生、保健、康复等多个方面，从而与健康产业的多元化发展有效结合、相互促进。

四、走向未来的现代健康经济

人是目的。大哲学家康德有一段人们反复引证的名言，即"在目的国度中，人就是目的本身。没有人（甚至于神），可以把他单单用作手段，他自己永远是个目的"。"人是目的"这个重要结论成为著名的短语。① 马克思更是鲜明地把"人"写在旗帜上。关于人的全面发展的经典阐释贯穿于《1844 年经济学哲学手稿》《德意志意识形态》《经济学手稿》以及《资本论》等著作。马克思在 1848 年的《共产党宣言》中指出："代替那存在着阶级和阶级对立的资产阶级旧社会的，将是这样一个联合体，在那里，每个人的自由发展是一切人的自由发展的条件。"

市场经济中人不仅作为经济活动的主体，也是经济发展的受益者，人力资本尤其是健康人力资本亦会随之成长。市场经济的魅力就在于，认可基于人的差异的不同个体的独特意义，并给予其各自发展的空间与机会，

---

① 苏东斌，钟若愚. 我讲《国富论》[M]. 中国经济出版社，2007：5.

由此才使得个人价值实现方式日益显示出丰富性。基于个体差异和个体健康选择的考量，为健康经济学的持续发展提供广阔空间。

人均国民收入的提高和闲暇时间的增加，为人们追求更高层次的需求提供了条件和可能，人们更加重视生活和生命质量以及自身的发展，会更多地把货币和时间用于健康管理、旅游休闲等活动，健康消费的比重将越来越大。健康、休闲之所以重要，是因为它与实现人的"自由"具有内在联系，也是人们自我价值实现的重要途径。

健康经济将是现代服务经济的核心支柱。首先，经济服务化趋势的形成有两个主要原因：一是社会专业化分工的日益泛化和深化，加上市场需求的不断增长和市场环境的日臻完善，使得原本内化在各产业当中、实行自我服务的生产者服务，逐渐外化成各种独立的专业化服务。二是随着经济发展水平的大幅提高，人们对物质产品的需求转为对服务的需求，满足每个人、每个家庭日益增长的需求更为重要，因为"人是目的"。

服务业的产业功能主要体现在两个方面：一是服务制造业、激励制造业实现适应市场需求的创新，从而引导和改善有效供给。在实体经济困难的情况下，给工业企业提供中介和商务服务（包括企业战略咨询）、科技服务和信息服务以及各种能想象得到的生产性服务。社会化和市场化的服务业发展，还可以极大地减轻政府在服务企业方面的压力。二是满足人们消费升级的需求，满足人们对更高生活品质和个性化服务的需求。可见，现代服务业大发展和结构再调整，不仅是服务生产，更是服务人的需求。健康经济的发展必须满足人们多层次、多元化的需求，提供多样化的产品和服务。随着生命科学、生物技术、信息技术取得重大突破，健康经济新产品、新应用、新业态层出不穷，相对于健康产品，健康服务的含义更为重要。凡是能够给人提供"积极生活方式"的服务以及与服务相关的商业模式，都可以纳入"健康产业"之中。**从这个意义上说，健康经济的繁荣，将成为现代服务经济的核心支柱。**

健康经济的实践正推动理论研究不断探索。健康经济学方兴未艾，新的议题不断呈现，现略做如下举例：

着眼于消除健康不平等。健康不平等主要的决定性因素是不同人群在社会和经济地位上的差异，而非不同人群在基因或生物学上的差异。虽然已有不少文章研究了当前中国和各国的健康医疗系统，但缺乏评估经济系统转型对健康不平等影响的研究。经济系统转型是改善了还是加剧了国民健康状况的不平等？医疗保障体制及其筹资机制是否匹配了个体对未来健康的追求？

"人类—动物—环境"紧密相关，健康作为一种介于纯粹公共品与纯粹私人品之间的准公共品，需要不断协调人类、动物和环境。外部性、健康风险的分担与补偿，需要从"人—动物—生态系统"三个不同的层面着手推动。

新冠肺炎疫情大流行加速了"双循环"的实践进展，我们关注到以县城为中心的县域公共卫生条件、环境和生态问题，补短板、强弱项也被纳入新型城镇化建设的重要内容。可以预见，这是与"新基建"同等重要的战略性考量。公共卫生体系的构建是否足以应对未来老龄化及慢性病发展的挑战？县域公共卫生的短板到底有多短？

当今，在西方国家，健康教育已经相当普及。由于社会经济发展阶段不同和健康教育观念不同等，我国的健康教育还相对滞后。高等院校专业设置中很少涉及健康产业相关专业，社区、家庭、单位以及福利机构等的健康教育也比较少。如何在社区、家庭和幼儿园、学校、单位、社会机构及福利机构建立健康教育体系，推进和实施国民公共健康教育计划并动态评估其实施效果？

健康产业与健康事业相辅相成，健康有关的产业、事业各有分野，但是在企业力量发育不足、健康服务有效供给不足的阶段，"事业"不能"挤占"健康产业发育、发展的空间。公共部门在公共健康服务的供给和促进个体健康的选择方面，也可以尽量提高效率，多考量如何通过购买健康服务等多样化的方式，引导、培育专业化、市场化、规范化运作的市场主体，避免"短视"行为，从而真正解决健康服务有效供给不足的难题。

编撰《中国健康经济评论》的初衷是十多年来我们对健康产业的关注。2008年以来，深圳出现了多个聚焦生命健康经济的非营利性机构，比如伞螺旋等。2011年我们开始编撰出版《深圳健康产业发展报告》，此后一直跟踪、关注并参与相关的规划、研究和探讨。这本《中国健康经济评论》虽出于各种原因有所耽搁，但今天得以成稿，要感谢中国经济出版社的支持。希望《中国健康经济评论》成为健康经济探讨和学术交流分享的平台，更希望"以观念改变观念"，让健康经济的理念和实践更好地为中国健康经济发展服务。

目录

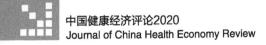
「 区域研究 」

「 政策思考 」

概念演进

健康经济学的研究逻辑与领域延伸：译介和简要评述

张哲华[1] 钟若愚[2]

(1. 山西财经大学经济学院；2. 深圳大学人口研究所)

摘要：健康经济学是经济学一个新兴的应用分支学科。专注医疗卫生体系内部议题的健康经济学研究可称为狭义的健康经济学，主要应用经济学基本原理和计量方法研究医疗卫生领域的一系列相关问题。关注的逻辑起点是市场失灵和道德风险，主要研究领域包括医疗健康服务与医疗供给的市场失灵、道德风险、健康计量的方法论、收入与健康的关系以及公共卫生经济学等问题。伴随着行为经济学和社会学的理论与方法越来越多地应用到健康经济行为分析，健康经济学研究领域不断延伸，并扩展到自然环境、社会因素以及个人保健等诸多范畴。本文基于 Barbara Wolfe (2018) 在《新帕尔格雷夫经济学大辞典》中撰写的"健康经济学"辞条，从市场失灵问题开始简要介绍和评述。

关键词：市场失灵；道德风险；健康经济行为分析

一、引言

健康经济学是经济学新兴的应用分支学科。肯尼斯·阿罗（Kenneth Arrow，1963）提出了健康医疗服务的不确定性和信息不对称问题，并深入探讨了医药卫生服务产业中相关经济学研究的特殊性，为健康经济学的确立奠定了基础。此后对健康经济学的研究和关注越来越多，主要是应用经济学的基本原理和计量方法研究医疗卫生领域的一系列相关问题，其中涉及医药卫生服务体系的研究包括医疗服务供给、价值与经济评价，以及医药市场竞争与管制等议题，医疗保障制度方面则涉及医疗保险最优个人支付设计、医疗保险支付方式、保险市场与社会保障等议题。

现今，医疗健康支出快速增长，在大多数发达国家其占据 GDP 的比例达到 10%~20%，但健康经济学之所以重要，远不只因为医疗健康费用高昂。Barbara Wolfe（2008，2018）指出，健康经济学既在经济学经典范畴内进行微观与宏观经济学、产业组织理论、公共经济学、劳动经济学等方面的研究，又具有一种不同于其他经济学研究领域的特殊性，这种性质由 Arrow（1963）在其开创性论文中确定。也就是说，如果只有市场结果，医疗服务资源将可能无效率地进行配置。本文基于 Barbara Wolfe（2018）在《新帕尔格雷夫经济学大辞典》中撰写的健康经济学辞条，从市场失灵问题开始做简要介绍和评述。

二、市场失灵及其相关议题

由瓦尔拉斯、阿罗和德布鲁开创的一般均衡模型框架，激发了阿克洛夫和斯蒂格利茨在微观经济理论中极具独创性的某些思想，形成了不完全信息条件下的市场功能模型。这极大地增进了我们对微观市场的理解，即为什么市场会失灵，为什么价格往往具有内生的刚性并导致信贷市场的过度需求和劳动力市场的过度供给。Arrow（1963）的经典文献界定并明确指出了市场失灵的多种形式，Wolfe（2018）则做了进一步的梳理。

（一）个体信息失灵

健康服务或产品的消费，与其他类型的商品消费一样，总是受到个人选择偏好程度的影响。从这个意义上说，选择经济学同样适用于健康品消费的分析研究，即人们能够在何种程度上选择消费医疗健康服务或产品。但是要实现健康商品的效用最优，需要权衡当前的健康消费和未来的健康消费，这就是经济学中关于健康消费的跨期选择问题。个体的健康消费决策中，跨期平衡策略尤为清晰，当前巨额的医疗服务费用支出清晰地表明了个体追求未来健康的强烈愿望。

市场失灵首先体现在个体难以准确判断他们所需要的医疗健康服务及其质量，尤其是健康投资（例如预防和健康促进）的未来效果在当前还不能准确预知。在信息有限的前提下，消费者对能否从医疗护理中受益缺乏足够的判断能力。一方面，他们缺乏关于适当的医疗护理方案、数量、质量和价格的信息；另一方面，他们也缺乏关于反事实的信息，比如关于替代性的医护方案，他们甚至根本不关心采取替代性的方案是否会给他们带来同样的效益。在医疗领域，新的治疗和诊断技术不断出现，以及消费者往往需要在压力下做出决定，不存在反复博弈的情形，使得消费者完全失去了谈判和议价的能力。

（二）与医疗健康服务供给方相关的失灵

市场失灵同样呈现在为患者提供服务的一方。服务供给方即医疗机构，对患者的个人偏好不完全了解；医生给出的诊治方案将影响其自身收入，并且医生经过多年的医学培训，往往会促使其在技术手段可行的情况下尽可能多地为患者检查。对于这种失灵，通常的解决方案是公共部门对医疗健康市场进行干预。措施包括：向医疗提供者发放许可证，以确保向消费者提供最低医护水平的能力；对医护设施和新技术（包括药品）发放许可证，设立门槛，以确保质量；制定赔偿制度，以尽量减少利益冲突；对特定类型的医护提供补贴，例如具有外部正效应的疫苗接种等；对购买医疗保险提供补贴。

（三）与不确定性相关的失灵

医疗健康需求的不确定性，以及由重大健康问题引起的高额费用，自然会引致消费者对风险分担以及保险的需求。不过，与大多数类型的保险一样，基于个体不同风险评估的保险支付意愿，可能会有逆向选择和不完全的承保范围。对于被保险人来说，医护价格的降低可能会导致他们对医护的过分需求，对医护价格的关注度降低会导致"道德风险"的出现，使得医疗健康最优水平的供给变得更为困难。

三、道德风险及其相关议题

Arrow（1963）指出，基于信息不对称的道德风险和逆向选择这两个特征，已经深深影响了各国的医疗健康制度及体系。

道德风险是指从事经济活动的个体基于信息的优势，在最大限度增进自身效用的同时做出不利于他人的行动。Arrow（1985）将这种信息优势归为"隐匿的行为"和"隐匿的信息"。逆向选择是指由于交易的双方信息不对称,在交易中信息优势方(卖方)比劣势方(买方)更容易获利,这就有可能出现劣质品驱逐优质品,使市场交易产品平均质量下降的现象。逆向选择的理论研究起源于 George Akerlof(1970)关于二手车交易存在"柠檬市场"的一篇论文。

(一)道德风险

一是被保险人作为可能隐匿行为的个体或群体,可能会要求得到医疗机构过度的医护需求,并且他们可能会放弃其他的保健选择,如自身加强锻炼或注意控制饮食。

二是医生作为可能隐匿信息的个体或群体,在知道被保险人有保险支付医护费用的前提下,当被保险人是按每项服务的费用来支付时,可能会导致医生诱导消费者使用过度的医疗服务。

道德风险的存在,使得很多国家推出了公共医疗保险,通过财政对购买保险进行补贴,并且引致了不完全保险(包括不计免赔、共同支付和共同保险)的出现,以此来减少潜在的道德风险所带来的损失。

(二)逆向选择

医疗保健需求的不确定性和潜在的巨大医疗费用,促进了人们对健康保险的需求。Nyman(1999)提出了对医疗保险需求的另一个动机:拥有保险,可以让消费者消费非常昂贵的医疗服务,否则将超出他们的预算限制。

在保险市场上,被保险人总是倾向于花费少但保险覆盖面广的保险合同。被保险人是信息优势方,了解自身的财务状况和身体状况,保险公司是信息的劣势方,由于运营成本,保险公司无法准确识别风险(信息不对称),被保险人随时可能增加医疗支出,意味着保险的价格可能不会反映出每个人精确而公平的成本。传统的市场失灵可能会发生,这就可能导致只有那些预期医疗费用高的人,才愿意购买保险(逆向选择)。Newhouse(1994)所进行的一个大规模实验(Rand Health Insurance Experiment)的结果可以证实,预期医疗费用最高的个人或家庭将会寻求保险覆盖范围更广的保险产品。

四、经济社会影响因素

（一）收入与健康呈正相关

迈克尔·格罗斯曼（Michael Grossman，1972）的健康资本模型最早将健康视为资本，假定个体通过健康促进行为和购买医疗服务等对健康进行投资，而健康资本自身是非市场化商品，无法在个体之间进行直接交换。Grossman 强调：健康经济学关注的结果是健康而不是医疗；对医疗护理的需求，就是人们对"良好健康"的需求引起的。Grossman 的健康资本是人力资本的一种形式，它会因折旧和投资随时间的推移而发生变化。

Grossman 模型从效用函数开始，人们对于"良好健康"的需求可以用供给和需求曲线来解释，对于健康需求的最优决策受到生命周期中财富和生存时间的约束。健康投资包括时间（锻炼和睡眠）以及医疗护理的支出，取决于个人或家庭已知的遗传特征或环境因素等健康禀赋。没有对健康进行投资，健康就会恶化。对健康的净投资等于总投资减去损耗，假定损耗率（即健康资本的折旧率）是外生的，随着年龄的增长而增加，并且人们可以理性预期自己的生存年限。未来获得良好健康的成本会越来越高，为了弥补健康折旧，人们会进行健康投资。

Grossman 模型表明收入与健康呈正相关，但因果关系的方向并不明确。健康状况较好的人可能收入更高，而收入较高的人则可以更多地投资于健康，这表明观察到的收入—健康梯度可以作为一个同步的系统来建模。

（二）收入不平等与健康

1. "绝对收入"假说

关于收入与健康相关的思想在健康经济学中存在许多假说。普雷斯顿（Samuel Preston，1975）观察到，就收入增加对健康的影响而言（以死亡率来衡量），对低收入者的影响要大于对高收入者的影响。这个边际生产率递减的观察结论被称为"绝对收入"假说。据此，如果收入是影响个体健康的最重要因素，那么收入更均等的社区，往往比不平等程度更高的社区拥有更好的平均健康状况，即使两个社区的平均收入相同。

从国别角度来观察，Angus Deaton（2002）指出，根据绝对收入的假说，即使平均收入没有增加，再分配也能改善健康状况，从富国到穷国的再分配，原则上会改善全世界的平均健康状况。

2. "相对收入"假说

"相对收入"假说关注的是个人相对于其所在群体中其他人的收入。如果一个群体中，除了一个成员外，其他成员的收入都增加了，那么这个人的健康状况就会恶化。与此有关的"相对地位"假说认为，一个人的社会地位（职业或教育程度）与健康状况有关。Mullahy 等（2004）研究表明，社会经济地位与健康之间存在关联。这一假设被称为"梯度效应"，在收入水平上的分布一直不均，从而使健康方面的收入不平等永久化。对相对贫困的看法（"与邻里攀比"）、压力等因素，在较高收入人群中，可能会造成健康收入的不平等。

绝对收入效应和相对收入效应之间的区别有重要的政策意义。如果每个人的收入都会增加或减少，那么在相对收入模型下，健康状况不会发生变化，但在绝对收入模型下，健康状况会发生变化。

五、保险、政策评估与医疗机构的激励机制

市场失灵问题在健康保险经济学中具有特殊的意义，因为健康保险市场存在大量的市场失灵现象。基于健康保险的委托代理模型解释了一种潜在的市场失灵现象，即保险公司会站在自己利益最大化的立场而非被保险人利益最优的立场。由于健康资本的主观特性和医疗健康服务的个性化效果，健康保险所涉及的委托代理问题更加突出。消费者个体与健康保险公司拥有不同的信息，但都可能选择不与对方共享。

（一）保险经济学

保险市场可能完全失败，因为没有（风险中性）保险公司愿意以任何个人愿意支付的价格提供保险。这导致美国等国家对购买保险进行补贴，还导致了不完全保险，包括免赔额、共同支付和共同保险等，尝试减少道德风险（免赔额要求消费者直接支付某些初始支出金额；共同支付通常是

针对特定服务，支付固定额度；共同保险是按照固定的百分比来支付）。总的来说，虽然共同支付是相当普遍的（如在药品保险中），但它们比共同保险的激励效果更差。

（二）如何衡量健康

鉴于市场失灵在卫生经济学中的突出地位，准确衡量健康状况以获取医疗保健的有效性至关重要。死亡率是文献中最常使用的"健康"指标，并且可以说是最精确的指标，但是死亡率与医护关系可能在时间上相当遥远。一些方法试图捕捉消费者的"效用"，即要求个人将疾病状态与总体健康状况的天数或年数进行比较，从而创建生命质量等指标。当然，每个人的健康状况和禀赋是不一样的，健康指标可能在很大程度上取决于遗传因素（如精神分裂症的风险）。

（三）政策评估

卫生经济学与公共财政的核心问题联系在一起，评估政策变化（例如增加符合公共覆盖范围的人口比例）的好处，或权衡新技术的监管措施所涉及的安全和效率。这些问题集中在利用成本效益分析、成本有效性分析和多属性效用分析对政策变化进行评估。健康经济学中还有一个更进一步的问题：是否只应关注社会角度，还是更微观的群体（消费者、患者、医疗机构）也相关？哪些人群或个人应该被包括在分析中？是只分析那些目前活着的人和下一代人，还是那些可能仅仅因为得到救治而存活下来的人？衡量成本非常复杂，成本分布不均、相互依赖的成本和经济性使得计算变得困难。在许多国家，新技术和药物的定价是政策设计中的一个额外的、日益增长的关注点。

（四）医疗机构的激励机制

Baumol W. 和 W. Bowen（1966）将医院描述为"资金的无底洞"。为了限制这些支出，他们设计了各种不同的方案，但都有困难。按服务收费的医院有动机在边际效益为正的情况下提供医疗服务（尤其是当患者完全投保的情况下）。从效率的角度来看，这会造成过度的医护服务，原因是医院不考虑成本。根据收费标准付费的医院，存在过量提供费用大于或等于边际成本的服务的动机，但却在其他服务上吝啬。按日付费的医院有动机延长患者的住院时间，特别是住院后期的边际成本往往要低得多。

了解医院的行为对于设计影响医院行为的政策非常重要。许多医院是非营利机构，它们利用非营利状态向患者传达这样一个信息，即医疗质量不会因对利润的追求而打折。因此，它们的首要目标是建立患者的信任，减少医院与患者之间签订复杂合同的需要。医院越来越多地在其一系列服务中增加营利性成分，从而掩盖了营利机构和非营利机构之间的差异。首先是医院的工作人员，他们为医生提供照顾病人的资源。医生希望有足够的资源来及时治疗患者，并且喜欢过剩的医疗资源；他们想要得到最新的医疗技术，不管多么昂贵。医院提供这种技术是为了争夺医生和患者，其结果是技术的迅速传播和复制。其次是医院效用最大化模型，医院管理者从医院规模的增加和提供医学治疗中获得效用。它们可以在两个维度上更容易地在非营利组织内扩展，并且比在营利性医院内具有更少的约束条件。

Alain Enthoven（1978）提出了一套激励机制，改变了医疗体系的效率和质量。雇主为雇员支付固定金额的保险费，提供一套广泛而基本的保险计划；消费者将支付该保险费与实际保险费之间的全部差额。预付费计划的较低成本，将导致消费者选择这些计划。

六、健康经济学研究的拓展和延伸

Arrow（1963）关注的逻辑起点是信息不对称下的市场失灵和道德风险，深入探讨了医药卫生服务产业中相关经济学研究的特殊性。由此奠基的健康经济学主要应用经济学的基本原理和计量方法研究医疗卫生领域的一系列相关问题，其中涉及医药卫生服务体系的研究包括医疗服务供给、价值与经济评价，以及医药市场竞争与管制等议题，医疗保障制度方面则涉及医疗保险最优个人支付设计、医疗保险支付方式、保险市场与社会保障等议题。

（一）从市场失灵角度分析

医疗领域的专业程度很高，消费者缺乏充足的医疗保健信息，很难在压力下做出正确的决策，对医生的诊断和建议依赖程度很高。单一消费者和医疗机构之间不存在反复博弈的条件，导致与医疗机构的沟通机会成本高，消费者的议价能力存在偏弱的情形。

在卫生保健领域，对于医生来说也存在很多的未知因素，为避免诊断的错误率，医生希望患者接受一切可能的检查，以减少误诊和漏诊的概率。并且患者接受的任何检查所支付的费用，都与医生的奖励直接挂钩。所以从医生的角度来看，患者与医疗机构的交易费用奇高。

为避免市场失灵，需要政府作为中介机构进行干预。一是提高医疗领域的进入门槛，保证医疗服务的最低标准；二是从流程上规范医疗检查，制定相应的诊断和治疗价格，降低患者与医疗机构沟通和议价的机会成本；三是建立医疗赔偿制度，对于医疗机构造成的医疗事故，对患者进行赔偿，以减少医疗机构与患者之间的纠纷；四是建立医保制度，保证消费者的最低医护标准。

（二）从道德风险角度分析

存在健康隐患的人，倾向于购买医保覆盖范围广且价格高昂的医疗保险，并且会有掩盖家庭遗传病史的情况；而身体健康的人，会选择只购买基本保障的医疗保险，以此来降低保险费用。保险公司会因这两种激励同时存在，保险费用居高不下，所以在一定程度上，身体健康的人群可能不会购买医疗保险。保险市场失灵可能会发生，并会促使那些预期花费巨额医疗费用的人愿意购买保险，存在逆向选择的风险。

关于保险市场的制度设计，一是通过不计免赔额的制度设计，要求消费者支付一定限额以下的医疗费用；二是通过共同保险和共同支付的制度设计，要求消费者和保险机构共同承担一定的医疗费用。用制度来约束道德风险的激励，并加强政府法律法规的执行能力，从而降低保险市场的交易费用。

（三）从经济社会的角度看健康

从全世界的经验来看，经济发展水平越高的国家，预期寿命和人口出生死亡率越低，从一定层面可以反映出，经济的增长和人均收入的增加可以提高一国人口的健康质量。收入与健康之间存在相关性或因果关系。但收入和健康之间孰是因、孰是果还很难辨别。

目前从两个角度分析收入和健康之间关系：一是绝对收入与健康，这种理论强调，通过收入的再分配，可以改善低收入群体的健康状况。绝对收入理论带有浓厚的福利经济学色彩，福利经济学强调，穷人的边际效用高于富人的边际效用，增加穷人收入带来的边际效用远大于减少富人收入的边际效用，因此通过收入的再分配，可以极大地改善穷人的福利状况。但是过于强调再分配，会减少富人创造财富的动力，所以这种再分配也存在一定的边界。二是相对收入与健康，这种理论强调，在同一群体中，人有互相攀比的心理，一方的收入提高，会恶化另一方的健康状况。相对收入理论适用于处于同一阶层的人群。比如，同属于中产阶级收入的人群，一方的福利改善，会恶化同一阶层另一方人的福利。这是因为，人的消费存在攀比心理，福利改善的一方，相对收入增加，消费就会相应增加，而福利没有得到改善的一方，相对收入减少，消费又向同一阶层的人群看齐，自然剩余的收入就存在一定程度的减少，从而恶化了福利，影响了健康状况。所以在政策的制定上，对于同一阶层的福利改善，要尽量保持一致。

健康经济学的研究在蓬勃发展和不断拓展延伸，对健康经济行为的理论与实证研究日益呈现出多学科交叉的特征。有关健康行为的研究也随着老龄化和慢性病的增加而日益受到关注，行为经济学和社会学的理论与方法越来越多地被应用到健康经济行为分析中，行为经济学的实验方法、社会心理学以及生命科学中的基因（生物经济学）和神经系统等理论和成果也在健康经济学的各个领域中开始得到应用。健康经济学的研究领域不断拓展延伸，不再局限于医疗卫生体系内部，而是扩展到自然环境、社会环境以及个人保健等诸多范畴。

随着生命科学、经济学以及其他社会科学的共同发展，健康经济学的研究领域仍将动态扩展和不断延伸，只有充分结合多学科的前沿研究和方法探讨，健康经济的理论与实证研究才能为重大现实问题提供有益的指导。

参 考 文 献

［1］Arrow K. Uncertainty and the welfareeconomics of medical care［J］. American Economic Review, 1963（53）: 941–973.

[2] Barbara Wolfe. "Health economics", The new palgrave dictionary of economics (3rd Ed.) [M]. Palgrave Macmillan, 2018: 69-78, 5696-5706, 9131-9136.

[3] Deaton A. Policy implications of the gradient of health and wealth [J]. Health Affairs, 2002, 21 (2): 13-30.

[4] Duan N. W. , Manning C. Morris, J. Newhouse. A comparison of alternative models for the demand for medical care [J]. Journal of Business and Economic Statistics, 1963 (1): 115-126.

[5] Enthoven A. A consumer choice health plan: A national health insurance proposal based on regulated competition in the private sector [J]. New England Journal of Medicine , 1978 (298): 650-658, 709-720.

[6] Gerdtham U. G. , M. Johannesson, L. Lundberg. The demand for health: Results from new measures of health capital [J]. European Journal of Political Economy, 1999 (15): 501-521.

[7] Ginzberg E. Physician supply in the year 2000 [J]. Health Affairs, 1989, 8 (2): 84-90.

[8] Grossman M. On the concept of health capital and the demand for health [J]. Journal of Political Economy, 1972 (80): 223-255.

[9] Mullahy J. , S. Robert, B. Wolfe. Health, income and inequality [R]. New York: Russell Sage Foundation, 2004.

[10] Newhouse J. Free for all? Lessons from the RAND Health Insurance Experiment [M]. Cambridge, MA: Harvard University Press, 1994.

[11] Nyman J. The value of health insurance: The access motive [J]. Journal of Health Economics, 1999 (18): 141-152.

[12] Pauly M. The economics of moral hazard: Comment [J]. American Economic Review, 1968 (58): 531-537.

[13] Preston S. The changing relation between mortality and level of economic development [J]. Population Studies, 1975 (29): 231-248.

健康产业的概念与研究综述

汪云兴　阮　萌

（综合开发研究院（中国·深圳）公共经济研究所）

摘要：健康产业顺应了人们追求健康的需要，是一个充满阳光、孕育生机、科技含量高的蓬勃发展的产业，其在国民经济发展过程中起到重要作用，备受学术界的关注。通过对国内外健康产业相关研究文献进行梳理，发现国外研究以定量为主，集中研究国家健康产业发展和企业运营管理效率的提升，国内由于对健康产业的概念和统计不完善，定量研究较少，但涉及国家和省、市等多个区域层面，并且还考虑到了互联网、大数据等新技术与健康产业的融合发展。

关键词：健康产业；概念界定；产业发展；文献综述

一、健康产业的定义与分类

（一）健康产业定义

综合学者研究和政府实践来看，一般从三次产业、产业价值链、市场供需等角度来定义健康产业。

从三次产业的角度。任静、张振忠、王云屏、邹珺等认为，健康产业是全社会为维护健康和促进健康而从事产品生产经营、服务提供和信息传播等活动的经济领域，是一个与健康直接或间接相关的产业链和产业体系。宫洁丽、王志红、翟俊霞、席彪等认为，健康产业是指与人类健康紧密相关的生产和服务领域的新兴产业，包括健康制造经营和健康服务两项活动。董翠华认为，健康产业主要是指与人身体健康有关的、与医药产销及医疗服务直接相关的产业，包括健康服务产业和健康制造经营产业。张车伟、赵文、程杰认为，大健康产业是一个产业发展的集合概念，涉及国民经济三次产业中多个部门，在第一产业中涵盖有机农业和中草药种植业等产业，在第二产业中涵盖健康食品加工制造业、医药制造业、健康装备器材制造业等产业，在第三产业中涵盖医疗卫生服务业、健康产品批发零售业、公共设施管理业、健康管理业、健康金融服务业等产业，以及提供优良生态环境的公益事业和以此为基础的医养结合养生服务业、生态休闲旅游业。

从产业价值链的角度。一般包括围绕健康开展的研究开发、产品生产、市场营销、服务支撑等经济活动。国家发展改革委发布的《促进健康产业高质量发展行动纲要（2019—2022年)》指出，健康产业是全社会从事健康服务提供、相关产品生产经营等活动的集合，涉及面广、产业链长、融合度高。白书忠认为，健康产业是指以维护、改善、促进与管理健康和预防疾病为目的，提供产、学、研产品与相关健康服务的行业总称。张车伟、赵文、程杰提出大健康产业的概念：以优美生态环境为基础，以健康产品制造业为支撑，以健康服务业为核心，通过产业融合发展满足社会健康需求的全产业链活动。

从市场供需的角度。主要包括健康需求的不同形式和健康服务提供的模式等方面。陈建勋、马良才、于文龙指出，从健康消费需求和健康服务提供模式角度出发，健康产业可分为医疗性健康服务和非医疗性健康服务两大类，并且可以形成医疗产业、医药产业、传统保健品、健康管理服务等四大基本产业群体。

从其他综合角度。根据国家统计局的《健康产业统计分类2019》，健康产业是指以医疗卫生和生物技术、生命科学为基础，以维护、改善和促进人民群众健康为目的，为社会公众提供与健康直接或密切相关的产品（货物和服务）的生产活动集合。胡琳琳、刘远立、李慰东指出，健康产业是旨在维持健康、修复健康、促进健康的一系列有规模的产品生产、服务提供及信息传播等活动，严格意义上它不是一个特定产业，而是一个与健康直接或间接相关的产业链和产业体系。魏际刚认为，健康产业是指直接或间接为人的健康提供相关产品和服务的各类社会经济组织的集合，包括：直接为人的健康提供产品和服务，如药品、医疗器械、医疗服务等；间接为人的健康提供产品和服务，如保健食品、保健用品、健康管理等。丁小宸认为，健康产业是以时代发展为背景，以生物技术和生命科学为先导，在人们经济水平和产业发展提升的基础上，以社会需求为前提衍生出来的产业概念，涵盖健康管理、医疗保健、健康保险、健康食品、医疗器械、医疗旅游、养老产业等新兴业态，将成为21世纪引导全球经济发展和社会进步的重要产业。石也连结合我国健康服务业发展规划，指出健康产业是指那些与人类身心健康直接或间接相关的制造经营、健康服务及信息传播活动的总称，涵盖医疗服务、健康管理与促进、健康保险及相关服务，涉及药品、医疗器械、保健用品、保健食品、健身产品等多个领域。

（二）健康产业分类

基于健康产业的定义，目前大致从以下几个维度对健康产业进行分类：一是从三次产业的角度划分，比如国家统计局的分类就涵盖了一二三产业；二是从健康类别划分，可以分为维护健康、修复健康、促进健康等方面的产业形态；三是从产业功能的角度划分，可以分为制造业和服务业；四是从其他综合角度划分，比如从实际规划发展需要看，涵盖研发、生产、流通、教育、信息、金融等各个方面。有关学者关于健康产业的分类及内容如表1所示。

表1　有关学者关于健康产业的分类及内容

序号	来源	分类	内容
1	任静、张振忠、王云屏、邹珺等	以预防疾病、维持健康为目标	保健品、健康教育、健康管理、健康食品、安全饮用水、生态环境保护
		以治疗疾病、恢复健康为目标	医疗服务业和药品药械行业
		以实现更高层次的健康促进为目标	体育健身、养生、美容业
		以促进健康的公平性和可及性为目标	健康保险业
		以促进健康产业发展为目标	健康信息业、健康文化业、健康理财业
2	白书忠	医疗相关产业	药品产业、医药服务产业、医疗设备产业、体外诊断技术产业、其他产业（民族或民间医药）
		健康相关产业	保健品产业、健康体检与健康管理服务产业、健康保险与信息产业、体育及相关产品产业、老年颐养与抗衰老产业、中医养生保健产业、健康传媒与文化产业

续表

序号	来源	分类	内容
3	宫洁丽、王志红、翟俊霞、席彪等	制造经营	药品、保健品、中药材、医疗器械、医用材料、化妆品、食品饮料、设备等
		健康服务	医疗服务、健康管理、休闲健身、营养保健、人才服务、咨询服务等领域的服务
4	陈建勋、马良才、于文龙、魏际刚	医疗产业	医疗服务机构
		医药产业	药品、医疗器械以及其他医疗耗材产销
		传统保健品产业	保健食品、健康产品产销
		健康管理服务产业	个性化健康检测评估、咨询服务、调理康复和保健促进
5	胡琳琳、刘远立、李慰东	以治疗疾病、修复健康为目的的传统意义上的健康产业	医疗服务、医疗设备、制药、康复疗养等
		以疾病预防和健康状态维持为目的的健康产业链前端产业	保健品、健康体检、健康教育、健康管理、健康食品等
		以实现更高层次的健康、健美为目的的后端产业	体育健身、养生、美容等
		健康辅助性产业	健康信息、健康文化、健康理财、健康保险等
6	董翠华	健康服务产业	医疗服务、养生康复、健康管理、休闲健身、营养保健、咨询服务、人才服务、培训考试
		健康制造经营产业	医药用品、保健食品、保健用品、绿色食品、体育健身用品、医疗器械、中药材、医用材料、原料中间体、制造设备、包装材料、化妆品等
7	丁小宸	产品属性	健康制造业：主要包括健康食品、医疗设备、药品等产品的生产 健康服务业：主要包括医疗保健、健康保险、健康管理、医疗旅游等服务的提供
		产业链	促进健康：保健食品、休闲运动 维持健康：健康教育、健康体检、健康管理 修复健康：医疗服务、康复护理、健康旅游、健康咨询
		服务提供模式	健康管理服务：健康体检、健康咨询、健康教育和慢性病管理等 疾病治疗康复：医疗服务机构 医药保健品：医疗器械、药品、保健食品 养老产业：健康疗养、养老护理 医疗信息：远程医疗、可穿戴设备、健康大数据

资料来源：笔者根据相关文献整理。

国家政策文件关于健康产业的分类及内容如表2所示。

表2　国家政策文件关于健康产业的分类及内容

序号	来源	分类	内容
1	国务院关于促进健康服务业发展的若干意见	健康服务业	医疗服务、健康管理与促进、健康保险以及相关服务（涉及药品、医疗器械、保健用品、保健食品、健身产品等支撑产业）
2	"健康中国2030"规划纲要	医疗卫生服务	公立医疗卫生服务、私立医疗服务、个人工作室、外资医疗服务
		健康服务新业态	健康养老、健康医疗旅游、互联网健康、健康食品、健康体检、健康咨询、个性化健康管理、健康电子产品、健康医疗移动应用服务、母婴照料服务、健康文化产业、体育医疗康复、中医药健康旅游、第三方医疗服务评价、健康管理服务评价、健康市场调查和咨询服务等
		健身休闲运动	冰雪、山地、水上、汽摩、航空、极限、马术等具有消费引领特征的时尚休闲运动服务
		医药产业	生物药、化学药新品种、优质中药、高性能医疗器械、新型辅料包材和制药设备、康复辅助器具
3	"十三五"卫生与健康规划	医疗卫生服务	社会办医疗机构、个体诊所、医学检验中心和影像中心等
		健康服务新业态	健康管理与促进服务、健康医疗旅游、健康医疗大数据应用新业态、健康体检、中医药健康服务、国际旅行健康服务
		商业健康保险	与健康管理服务相关的健康保险产品、医疗责任保险、医疗意外保险、医疗执业保险
		药品和医疗器械产业	生物医药、中药、化药、基因检测、细胞治疗、智能健康医疗装备、可穿戴生理信息监测设备、便携式诊断设备等移动医疗产品、远程医疗系统
4	健康产业统计分类（2019）	13个大类	将健康产业范围确定为医疗卫生服务，健康事务、健康环境管理与科研技术服务，健康人才教育与健康知识普及，健康促进服务，健康保障与金融服务，智慧健康技术服务，药品及其他健康产品流通服务，其他与健康相关服务，医药制造，医疗仪器设备及器械制造，健康用品、器材与智能设备制造，医疗卫生机构设施建设，中药材种植、养殖和采集等13个大类

序号	来源	分类	内容
5	促进健康产业高质量发展行动纲要（2019—2022年）	10项重大工程	涉及医疗卫生服务、健康管理服务、"互联网+"医疗健康、中医药健康服务、健康养老、健康旅游、药品和医疗器械、康复器具、健康保险、健康教育、健康科研创新等方面
6	第十四届中国国际健康产业博览会	医疗产业	医疗服务、药品与器械以及其他耗材产销、应用
		非（跨）医疗产业	健康理疗、康复调理、生殖护理、美容化妆
		传统保健品产业	保健食品、功能性饮品、健康用品产销
		健康管理产业	个性化健康检测评估、咨询顾问、体育休闲、中介服务、保障促进和养生文化机构等
		新型健康产业	消杀产品、环保防疫、健康家居、有机农业
		新型健康流通产业	以医药健康产品终端化为核心驱动而崛起的中转、专业物流配送

资料来源：笔者根据相关文献资料整理。

二、健康产业的特征

关于健康产业的特征，许多学者和政府都进行了研究和汇总。总体而言，我们认为健康产业是一个大产业，具备了产业综合性强、科技含量高、市场规模大、与民生福祉密切相关等特征。

（一）产业综合性强

健康产业面向人的生、老、病、死整个生命周期，面向疾病的预防、治疗、保健、康复整个流程，涉及面广、价值链长，是一、二、三产业交叉融合、相互渗透、广泛汇集而成的综合性产业。随着经济社会的不断发展，人们的生活水平逐步提高，2019年我国人均GDP首次突破1万美元，意味着中国整体消费规模将持续扩大，消费升级将持续推进。越来越多的人开始关注自身以及家庭成员的健康状况，并且主动采取健康管理相关措施，加强对疾病的预防和提早干预，推动了传统健康产业向多元化、多层次发展。因此，针对全生命周期的健康产业新模式、新业态应运而生，在预防各类疾病的基础上，覆盖了人们出生、诊治、康复、养老等各个生命阶段，包括了生活方式、饮食习惯、生态环境、心理因素、家族遗传等多个方面。针对近年来患病人数剧增的慢性病，特别形成了健康管理领域，对患者生活开展有效监控，提升患者生活质量。健康产业还积极与信息技术、旅游、农业等产业协同创新，孕育出一批新兴产业。人们健康观念的提升和健康需求的日益增长将推动传统健康产业模式转型升级，健康产业涉及的领域将不断拓展。

（二）科技含量高

近年来，随着生命科学一系列重大突破的出现，健康产业呈现技术水平高、附加价值高的特点，发达国家大力推进健康产业的发展和新模式、新技术应用，国际竞争态势日趋激烈。免疫疗法、3D打印和基因治疗等生物前沿技术加快突破，为健康产业带来技术支撑。大数据、互联网、物联网、人工智能等新一代信息技术与健康服务加速融合，"互联网+"健康服务新业态快速形成和发展。与健康相关的科学研究不断深入，引领传统医疗模式向覆盖生命全周期与健康全过程的新型健康保障模式快速转变。可穿戴设备、手术医疗机器人、康复机器人等新科技在医疗健康领域的应用逐步增多，健康产业展现出很强的科技性。

（三）需求刚性且市场规模大

健康产业以人的健康为服务对象，是低碳绿色的"朝阳产业"。健康产业链具有高成长与抗经济周期的特性，其行业周期性规律较弱，具有较强的应对经济变化的能力。健康产业的产品市场受到人群疾病谱、文化与生活习惯、医疗卫生制度的影响。消费者对于健康产业提供的健康产品和服务具有绝对偏好，对部分健康需求（如对症治疗）呈刚性需求。在全球经济大萧条时期，各行业发展均受到重创，而健康产业却保持了较好的增长态势。随着科技发展，生产效率不断提高，在很多行业机器换人的趋势不断加快，而健康产业以现代服务业为主，很难被机器替代。同时，随着全球老龄化进程的推进，对养老康复等健康产业的需求呈现爆炸式的增长，将成为未来全球经济发展的主要引擎。

（四）与民生福祉紧密相关

健康产业关乎社会民生福祉，其消费群体涵盖了社会上的每一个人，无论是孩童、青年、老人，还是病人、亚健康和健康的人，共同构成了健康需求的主体。同时，健康产业服务领域包含了跌打损伤、意外事故、环境污染等外部健康问题，工作压力、精神情感等心理问题，不规律、不健康的生活习惯问题等。人类的存在和发展使得健康产业成为永恒的需求。健康产业发展能有效缓解健康需求快速增长与医疗资源供给不足的矛盾，推动医疗健康体制实现以防治为主的"前移"和注重社区的"下移"，最终实现医疗健康体制由当前以"生病治病"为特征的传统医疗体系向以健康防线前移为特征的国民健康保障体系转型。

三、健康产业的相关研究

（一）国外相关研究

国外学者已对健康产业进行了几十年的研究，并且，在健康产业的不同发展阶段，研究的侧重点也有不同。20 世纪 80 年代到 20 世纪末，全球健康产业还处于起步发展阶段，此时国际上的研究主要集中于对健康产业发展历程、特征等的分析和总结，并初步建立起健康产业的基本研究框架。进入 21 世纪之后，随着全球健康产业从起步发展阶段迈向成熟发展阶段，国际上对健康产业的研究逐步转向如何提升产业运行效率。

健康产业起步发展阶段的研究。这一阶段健康产业在美国等发达国家快速发展起来，对健康产业的研究处于根据产业发展的情况进行总结梳理，建立基础研究理论和研究框架的阶段。如：Chase-Lubitz 对美国健康产业发展历程进行梳理，并结合美国医疗服务体系的基础情况和特点，分析健康产业迅速发展给美国医疗服务体系带来的影响；Relman 通过聚焦健康服务提供模式，结合美国健康医疗服务发展历史，分析健康服务从最初的非营利性机构提供到市场化机构提供的过程，并在此基础上预测健康产业的总体发展方向。除了基础理论研究和探讨之外，部分研究开始聚焦于健康企业的管理、运营、财务等方面。如：Bearden 等开展了健康企业财务管理方面的研究；Koberg 等重点分析专利授权在健康产业中的作用以及对产业创新发展带来的影响；Vandenberghe 依托比利时健康产业的发展案例，研究企业组织文化、企业员工和组织文化的契合度与内部员工离职率之间的相关性。

健康产业成熟发展阶段的研究。进入 21 世纪后，全球健康产业已经形成一定规模，产业进入了成熟发展阶段，学术界的研究开始从规模的提升向如何优化产业的发展质量转变，包括了宏观环境变化对健康产业整体发展的冲击和影响、新技术和新模式等的出现对健康产业的企业带来的影响等。如：Choi 等分析了美国出台健康保险便携性和责任法案（HIPAA 法案）后，对健康产业整体产生的各种影响和挑战；Devaraj 等重点研究了互联网、数字化等信息技术与健康产业融合发展带来的改变和经济效益的变化；Kumar 等在健康产业的企业运行管理中引进了采购绩效管理系统，分析其对企业管理运营效率的影响；Gary 在健康产业的企业生产过程中引入了即时生产管理方法，分析新技术应用过程中受到的来自公共政策或产业生产流程的阻碍，并提出了相应的改进措施；Sehwail、Taner、Delli Fraine 等都研究了"六西格玛"等企业质量流程管理技术在企业管理运营中的应用。

（二）国内相关研究

近年来，我国学者也开始关注研究健康产业，主要聚焦于健康产业发展的重点领域、健康产业区域发展、健康服务体系、健康产业发展评价等方面。

对健康产业发展领域的研究。国内学术界比较关注健康产业中的新兴领域，以及健康产业与其他产业的融合协同发展。如：胡琳琳等（2008）指出，我国应积极培育中医养生、健康管理、医疗康复、医疗旅游、绿色农业等未来发展空间较大的产业领域，并提出了建立健全产业相关规范和标准、优化企业发展的产业环境、加大对企业创新研发的政策扶持力度、逐步培育人们的健康消费观等政策建议；蒋未娜（2017）对健康服务业与信息技术结合产生的新发展模式进行了研究；苏汝劼、张寰宇（2018）论证了在健康产业发展过程中，引入 P2P、众筹、大数据金融和互联网信托等模式的可能性；余丙炎（2018）研究了健康产业与体育产业互动协同的必要性和对策；张亚菁（2019）对健康产业中医养结合领域的发展情况和面临的挑战进行了研究。

对区域健康产业发展的研究。我国的学者基于区域健康产业的发展基础，为当地健康产业发展提出建议。如：张昕然（2015）、陈宁（2017）、杨针（2019）根据辽宁、广西、深圳等省市的健康产业发展情况，分析其产业发展特点和存在的问题，并提出了相关的建议和对策；刘方柏（2019）围绕四川省农村的健康产业发展开展了相关研究。

对医疗健康服务体系的研究。我国学者围绕医疗健康体系建立和医疗成本支付等方面开展了研究。如：陈秀彦等（2018）针对我国近年来慢性病增长和医疗费用快速上涨的情况，借鉴美国从传统付费医疗服务模式到管理式医疗模式再到基于价值的补偿机制的发展历程，提出我国医疗费用支付模式应该向预防为主的模式转变，加强对人们健康全周期的管理，推动健康医疗商业保险的发展，充分发挥互联网、云计算、大数据等信息技术优势，发展健康服务新模式、新业态；朱毅（2004）提出我国医疗服务体系应以非营利医院为主体，推动市场化改革，不断优化资源配置，积极发展市场化的民营医院，不断完善我国医疗保险制度，多渠道控制医疗费用的快速增长；张和平通过借鉴美国管理型医疗保险的经验，提出我国应建立健全公共医疗、疾病防控等预防保健体系，强化社康医疗健康服务，提升社康医疗人员的水平，并引入社会资本共同促进健康产业的发展。

对健康产业发展评价的研究。我国学者尝试将产业评价的常用办法引入健康产业，开展产业发展评价。如：肖月（2014）、赵银娥（2018）、耿烽（2018）借鉴产业分析的方法，分别构建了产值规模体系、发展潜力体系、区域竞争力体系，对健康产业的发展情况开展了评价；张车伟（2018）基于《国民经济行业分类》，将健康及相关产业分离出来，并对健康相关产业的增加值、就业规模进行统计和测算；杨子潞（2019）利用产业投资与经济相关数据的相关性，验证了健康产业对经济增长的溢出效应为正；余莉等（2017）通过分析我国健康产业的现状，指出我国健康产业存在规模小、缺乏规范、专业服务能力低、产业体系不健全等问题，不能很好地满足人们多元化的健康需求，并提出了相关对策措施。

（三）研究评述

从研究的视角来看，国外研究往往集中于单一的健康产业范围，涉及健康医疗费用支付模式以及企业运营管理的微观层面，较少从产业增长机制、发展路径、组织模式等方面进行研究；而国内对健康产业的研究包含了国家和省、市、区县多个层面，同时涉及健康产业与信息技术、科技金融、文旅、体育等相关产业的融合发展。

从研究的方法来看，由于国外健康产业发展的时间较长，整个产业发展较为成熟，已经形成了大量的基础数据，为相关产业研究提供了重要支撑；而我国健康产业发展时间较短，数据来源有限，统计的相关体制机制并不完善。因此，国外的健康产业研究以定量为主，国内的健康产业研究以定量为主的较少。

从研究的依据来看，国外健康产业较早提出了相关研究理论和框架，已经形成了较为成熟的产业体系和发展模式；而国内健康产业发展较晚，发展初期由于相关概念界限比较模糊，给研究带来了不小的难度，以研究国际健康产业的理论和观点为主，2013年以后，国家出台了一系列与健康产业相关的规划政策，健康产业概念不断明晰，但仍未形成统一的标准，直到国家统计局2019年出台《健康产业统计分类2019》，才为健康产业相关研究提供了统一标准。

参 考 文 献

[1] 任静，张振忠，王云屏，等．我国健康产业发展现状研究 [J]．卫生经济研究，2013 (6)：25.

[2] 宫洁丽，王志红，翟俊霞，等．国内外健康产业发展现状及趋势 [J]．河北医药，2011 (7)：2210.

[3] 张车伟，赵文，程杰．中国大健康产业：属性、范围与规模测算 [J]．中国人口科学，2018 (5)：20-22.

[4] 白书忠．中国健康产业体系与健康管理学科发展 [J]．中华健康管理学杂志，2007 (1)：67-70.

[5] 陈建勋，马良才，于文龙，等．"健康管理"的理念和实践 [J]．中国公共卫生管理，2006 (22)：7.

[6] 胡琳琳，刘远立，李蔚东．积极发展健康产业：中国的机遇和选择 [J]．中国药物经济学，2008 (3)：20.

[7] 魏际刚．健康产业的战略意义 [J]．新经济研究，2012 (4)：78-79.

［8］丁小宸. 美国健康产业发展研究［D］. 吉林大学，2018.

［9］石也连. 我国健康产业对策研究［D］. 合肥工业大学，2016.

［10］董翠华. 成都市健康产业发展研究［D］. 西南石油大学，2016.

［11］艾合坦木江·艾合买提. "互联网+"趋势下大健康生态圈商业模式探析［J］. 合作经济与科技，2015（17）：20-21.

［12］王滔. 健康产业的创新与思考［J］. 高科技与产业化，2013（7）：42-44.

［13］陈秀彦，张泽浩，许丰，等. 借鉴美国经验探索构建我国面向健康管理的医疗保险制度［J］. 中国医药导报，2018（15）：167-170.

［14］白金环. 美国人的健康保险［J］. 金融经济，2008（11）：43-44.

［15］Chase-Lubitz J. F. Corporate practice of medicine doctrine：An anachronism in the modern health care industry［J］. Vand. L. Rev.，1987（40）：445.

［16］Relman A. S. The health care industry：Where is it taking us？［J］. New England Journal of Medicine，1991，325（12）：854-859.

［17］Bearden D. J.，Maedgen B. J. Emerging theories of liability in the managed health care industry［J］. Baylor L. ev.，1995（47）：285.

［18］Koberg C. S.，Boss R. W.，Senjem J. C.，et al. Antecedents and outcomes of empowerment empirical evidence from the health care industry［J］. Group & Organization Management，1999，24（1）：71-91.

［19］Vandenberghe C. Organizational culture, person-culture fit, and turnover：A replication in the health care industry［J］. Journal of Organizational Behavior，1999，20（2）：175-184.

［20］Devaraj S.，Kohli R. Information technology payoff in the health-care industry：A longitudinal study［J］. Journal of Management Information Systems，2000，16（4）：41-67.

［21］Kumar A.，Ozdamar L.，Peng Ng C. Procurement performance measurement system in the health care industry［J］. International Journal of Health Care Quality Assurance，2005，18（2）：152-166.

［22］Gary Jarrett P. An analysis of international health care logistics：The benefits and implications of implementing just-in-time systems in the health care industry［J］. Leadership in Health Services，2006，19（1）：1-10.

［23］Sehwail L.，DeYong C. Six Sigma in health care［J］. Leadership in Health Services，2003，16（4）：1-5.

［24］Tolga Taner M.，Sezen B.，Antony J. An overview of six sigma applications in

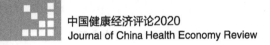
healthcare industry ［J］. International Journal of Health Care Quality Assurance，2007，20 （4）：329-340.

［25］Delli Fraine J. L. ，Langabeer J. R. ，Nembhard I. M. Assessing the evidence of Six Sigma and Lean in the health care industry ［J］. Quality Management in Healthcare，2010， 19（3）：211-225.

［26］Choi Y. B. ，Capitan K. E. ，Krause J. S. ，et al. Challenges associated with privacy in health care industry：Implementation of HIPAA and the security rules ［J］. Journal of Medical Systems，2006，30（1）：57-64.

COVID-19下人与自然的关系

刘沐芸

（个体化细胞治疗技术国家地方联合工程实验室）

摘要： 在人类主导的社会中，人的活动空间和范围不断增加，所处环境更加复杂，可能也为一些原本"人畜无害"的病原菌"创造"了宿主迁移的机会，受"进化压力"的驱使，这些病原菌为了生存，必须寻找新的寄生环境和宿主。仍在全球肆虐的SARS-CoV-2可能是大自然给我们的一个提示，是时候重新思考人与自然的关系了。

关键词： COVID-19；新发病防控；人与自然的关系

COVID-19之前，我们谁都无法想象，会有一个事件对我们的工作、生活、社交产生如此深远的影响，不仅重塑了我们的工作形态，也重塑了我们的社会关系，重塑了我们对"人与自然"关系的思考与认识、共生与和谐。

突发的COVID-19大流行，让我们重新认识了大自然的力量，一种未知的病毒经由自然潜入人类生活的社区，然后迅速扩散至全世界，截至2021年1月，感染人数仍在不断攀升。COVID-19发生以来，我们都致力于找到病毒的源头，但在寻找源头的同时，我们也应该思考我们与自然的关系，以及我们与自然该如何共处。

因为，每一次新发病毒及其导致的传染病，其实都反映了复杂生态系统中，人、动物、病菌和环境之间的平衡被破坏后重新平衡的一个动态调节过程。在人类发展历史中，大流行病并不只有这一次，从人类结束游牧的狩猎生活进入定居的农耕生活开始，人类生活方式的转变就标志着人类与自然之间的关系开始了系统、广泛的改变。

自公元前 430 年的雅典瘟疫开始，人类历史上总计发生了 17 次大流行病，几乎每次大流行病的背后都有人类行为变化的印迹。驯养家禽、家畜后出现的动物源性传染病，比如天花、恶性疟疾、麻疹、肺鼠疫等，这些新发的传染病反过来给人类社会带来灾难性影响。

541 年的贾斯丁瘟疫和 1348 年的黑死病带来的死亡是历史性的。1918 年的流感大流行造成的死亡人数超过 5000 万，1981 年出现的艾滋病至少导致 3700 万人的死亡。后续还发生了 2009 年的禽流感、2014 年的基孔肯雅病、2015 年的寨卡病毒，以及 2014 年出现并一直延续至今的埃博拉病毒等。因为人类行为的改变有意、无意间改变了病毒或病原菌赖以生存的寄生环境，促使病原菌发生宿主迁移（Host-switching），这就需要病原菌自身发生一些基因序列的改变以便能适应新的宿主。近 20 年内出现的几次冠状病毒流行病较为典型地体现了这一特征。

冠状病毒一直存在于自然界，包括 2002—2003 年的 SARS-CoV，2012 年的 MERS-CoV，2019 年底出现至今并引发 COVID-19 大流行的 SARS-CoV-2，迄今为止引发了 3 次传染病流行。相同的是，病毒都是经由中间宿主跳跃到人类；不同的是，前两种都是在出现症状后才有传染性，而后者具有无症状传染的特征。这是否也是一种病毒为了适应新宿主而产生的进化呢？是否从另一种角度表明，多重、复杂的环境变化使人类社会已进入大流行时代？

从历史上出现的新发传染病，或已知传染病的复发，我们可以发现一些特征和规律，也能从某种程度上理解，为什么我们总是无法有效地防控传染病的发生。许多传染病的发生与人类的行为、活动以及这些行为和活动与自然间的互动有关。比如，1997 年发生的 H5N1 禽流感，2002—2003 年发生的 SARS，2013 年发生的 H7N9 型禽流感和现在仍在流行的 COVID-19，均是首先出现在"湿性"市场，表明人类的行为可能是新发疾病的关键性因素。当人类在其主导社会中，在自然界的活动空间和范围不断增加，所处环境更加复杂的同时，也可能为一些原本"人畜无害"的病原菌"创造"了宿主迁移的机会，受到"进化压力"的驱使，这些病原菌为了生存必须寻找新的寄生环境和宿主。现在，仍在全球肆虐的 SARS-CoV-2 可能是大自然给我们的一个提示，是时候重新思考人与自然的关系了。因为，机会性的宿主迁移机制下，防控疫情的焦点不应局限在对病原菌和疫苗的研究上，还应包括我们人类行为的改变。

只是，我们能为此做出改变吗？

参 考 文 献

［1］Allen T. , Murray K. A. , Zambrana-Torrelio, C. , et al. Global hotspots and correlates of emerging zoonotic diseases ［J］. Nat. Commun, 2017（8）：1124.

［2］Cheng VCC, Lau SKP, Woo PCY, et al. Severe acute respiratory syndrome coronavirus as an agent of emerging and reemerging infection ［J］. Clin Microbiol Rev, 2007（20）：660-694.

［3］Andersen K. G. , Rambaut A. , Lipkin W. I. , et al. The proximal origin of SARS-CoV-2 ［J］. Nat. Med. , 2020（26）：450-452.

［4］Araujo S. , Braga M. P. , Brooks D. R. , et al. Understanding host-switching by ecological fitting ［J］. PLoS ONE, 2015（10）：10.

理论分析

健康型消费、健康人力资本和经济增长*

钟若愚[1]　林　滨[2]

(1. 深圳大学中国经济特区研究中心；

2. 上海对外经贸大学国际经贸学院)

摘要：消费是健康人力资本积累的主要途径，但此前对经济增长与健康人力资本之间关系的研究，没有考虑健康型消费对健康人力资本积累的影响。本文区分健康型消费和非健康型消费，在拉姆齐模型基础上构建包含健康人力资本和最终产品的两部门模型，探讨健康型消费份额的决定因素及对经济增长的影响。比较静态分析表明：健康型消费份额与健康人力资本折旧率、非健康型消费对效用的贡献份额成反比；人均消费、人均资本存量和健康人力资本存量都与健康型消费份额成正比。将政府税收纳入模型后发现，税收不影响均衡状态时的健康型消费份额，但削弱均衡经济状态。

关键词：健康型消费；健康人力资本；经济增长；税收

一、引言

健康人力资本与经济增长之间的关系是经济学家最感兴趣的问题之一。根据 Fogel（1994）的研究，健康人力资本的提高主要来源于食物消费和营养水平的提高，健康人力资本的提高是经济增长的主要原因之一。Von Zon 和 Muysken（2001，2003）在扩展的 Lucas（1988）模型中，得到

＊ 原稿《健康型消费、健康人力资本和经济增长》发表于《深圳大学学报》（人文社会科学版）2014 年第 31 期，本稿在原文基础上有所删减和修改。

了相反的结论：通过健康投资所获得的健康人力资本，不能成为经济增长的动力，只是经济增长的副产品。王弟海（2012）在一个扩展的拉姆齐模型中得到了类似的结论：健康人力资本不能产生内生经济增长机制，但是，如果有外生技术进步，这种健康人力资本可以提高经济增长率。王弟海等（2010）在一个具有物质产品生产和健康人力资本生产的两部门经济中，探讨经济增长与健康之间的相互作用机制。健康生产函数的具体形式直接影响经济的动态行为，征收消费税和收入税会阻碍经济增长。这些研究未区分不同消费类型对健康的不同影响。消费中既包含影响健康的部分，如食物、医疗、健身等方面的支出；也包含对健康无影响的部分，如交通、教育、奢侈品等方面的支出。不区分不同消费类型对健康的影响，也就无法解析消费者对这两种消费类型的选择。

基于上述观点，将健康分为健康型消费和非健康型消费，在拉姆齐模型基础上构建包含最终产品和健康人力资本的两部门模型，探讨经济增长与健康人力资本之间的关系，将健康型消费与总消费之比称为健康型消费份额，研究健康型消费份额的决定因素以及与经济增长之间的关系。健康型消费份额可以选择多种不同指标来考察，本文采用健康支出占 GDP 的比例[①]来说明健康型消费份额。世界卫生组织（WHO）数据显示，相对于穷国而言，富国健康支出占 GDP 的比例更高。如图 1 所示，总体上人均收入水平与健康支出占 GDP 的比例成正比。高收入国家拥有最高的健康型消费份额，中低收入国家拥有最低的健康型消费份额，低收入国家健康型消费份额略高于中低收入国家是由于其长期得到其他政府与国际组织的援助。本文试图对以下问题做出解释：健康型消费份额与经济增长之间的关系如何？人均收入水平越高，健康型消费份额是否越高？对穷国健康方面的援助是否有助于其经济增长？本文还将进一步探讨政府税收政策对健康型消费份额及经济增长的影响。

---

① 健康支出包括私人健康支出、政府健康支出和获得的外部健康资金援助。

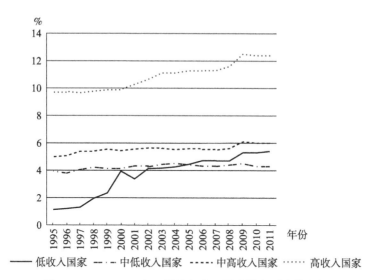

图1　1995—2011 年不同收入水平国家健康型消费份额

资料来源：根据 WHO 数据库数据整理。

二、一般化模型

首先在不给定具体函数的情况下，构建一般化模型。假设在一个包含物质资本和健康人力资本的经济中，个人消费包括两个部分，即健康型消费和非健康型消费，设 $c=c_n+c_h$，并且 $c_h=vc$，其中 c_n、c_h 分别表示非健康型消费和健康型消费，v 表示健康型消费份额。根据 Grossman（1972）的研究，健康状况直接影响效用水平，因此个人效用水平由非健康型消费水平和健康人力资本水平决定，$U(c_n, h)=U[(1-v)c, h]$，其中 h 表示个人健康人力资本存量。不失一般性，进一步假设效用函数是二阶连续可导的凹函数，即满足：$U'_{c_n}>0$，$U'_h>0$，$U''_{c_nc_n}<0$，$U''_{hh}<0$。非健康型消费和健康人力资本的边际效用为正且递减。物质资本和健康人力资本的动态积累方程为：

$$\dot{k}=y-\delta_k k-c \tag{1}$$

$$\dot{h}=H-\delta_h h \tag{2}$$

其中，y 代表产出，H 为个人健康人力资本产出，δ_k 表示物质资本折旧率，δ_h 表示健康人力资本折旧率。

健康人力资本存量的增加会提高单位有效劳动力的生产力。根据 Barro（1996）、Van Zon 和 Muysken（2001，2003）、王弟海（2012）的论述，健康人力资本作为一种劳动增进型要素进入生产函数。假设不存在技术进步，生产函数 $y=f(k, hl)=f(k, h)$，其中 l 表示个人的劳动力。生产函数满足 $f'_h>0$, $f'_k>0$, $f''_{kk}<0$, $f''_{hh}<0$, $f''_{kh}>0$, $f''_{hk}>0$。物质资本和健康人力资本都具有正向且递减的边际生产力，健康人力资本存量提高增加物质资本边际生产力，物质资本存量提高增加健康人力资本边际生产力。

Fogel（1994）认为从长期来看，个人健康水平的提高主要归功于食物消费和营养水平的提高。王弟海（2012）认为健康水平完全由个人的消费水平决定。假设个人健康产出由个人健康型消费水平决定，即 $H=g(c_h)=g(vc)$, $g'_v>0$, $g'_c>0$, $g''_{vv}<0$, $g''_{cc}<0$。健康型消费具有正向的且递减的边际健康生产力。

根据上述假设，个人行为表现为在给定初始的健康人力资本存量水平 h_0 和初始的物质资本存量水平 k_0 的情况下，在约束条件（1）和约束条件（2）下，个人通过选择消费水平 c 和健康型消费份额 v 最大化其一生的效用水平，即：

$$\max_{c, v, k, h} \int_0^{+\infty} U((1-v)c, h)\,e^{-\beta t}dt$$

$$\text{s. t. } \dot{k}=f(k, h)-\delta_k k-c$$

$$\dot{h}=g(vc)-\delta_h h$$

$$k(0)=k_0, \ h(0)=h_0$$

其中，$\beta \in (0, 1)$ 表示主观贴现率。

由动态优化原理可知：

$$U'_c+m_2 g'_c=m_1 \tag{3}$$

$$U'_v+m_2 g'_v=0 \tag{4}$$

$$\frac{\dot{m_1}}{m_1}=\beta-(f'_k-\delta_k) \tag{5}$$

$$\dot{m_2}=\beta m_2-U'_h+m_1 f'_h-m_2\delta_h \tag{6}$$

其中，m_1 和 m_2 分别是式（1）和式（2）相对应的汉密尔顿乘子，表示物质资本和健康人力资本的影子价格。

式（3）和式（4）表明在效用最大化情况下，个人对消费和健康型消费份额的选择策略。式（3）说明，增加一单位消费所增加的效用和由于相应增加健康型消费所带来的健康人力资本存量提高的价值之和，即（$U'_c + m_2 g'_c$），等于减少一单位投资的价值（m_1）。式（4）说明，增加一单位健康型消费份额带来效用的变化（U'_v）和由此增加的健康人力资本价值（$m_2 g'_v$）之和为 0。式（5）是物质资本影子价格的动态方程，物质资本影子价格的变化率 $\left(\dfrac{\dot{m_1}}{m_1}\right)$ 等于主观贴现率减去物质资本的净边际产出 $\beta - (f'_k - \delta_k)$。如果主观贴现率大于物质资本的净边际产出，意味着一单位商品当期消费所带来的效用大于其通过投资所获得的收益在未来消费带来的效用。因此个人愿意消费而不进行投资，物质资本供给减少，从而物质资本的影子价格上升。式（6）是健康人力资本影子价格的动态方程，健康人力资本的影子价格的变化率 $\left(\dfrac{\dot{m_2}}{m_2}\right)$ 等于主观贴现率减去健康投资的净收益率。健康人力资本存量的增加对个人的影响体现为：一是直接增加个人效用水平；二是由于健康人力资本存量的提高，产出水平增加；三是所增加的健康人力资本存量的折旧损失。如果当期增加一单位健康人力资本存量，则直接增加个人效用 U'_h，产出水平提高的价值为 $m_1 f'_h$，增加的健康人力资本存量折旧损失为 $-m_2 \delta_h$，净收益是（$U'_h + m_1 f'_h - m_2 \delta_h$）。若主观贴现率 β 大于健康投资的净收益率 $\dfrac{U'_h + m_1 f'_h - m_2 \delta_h}{m_2}$，个人会减少健康投资，健康人力资本供给减少，健康人力资本的影子价格上升。

当经济处于动态均衡点时，k，h，m_1，m_2 均保持不变，即为 k^*，h^*，m_1^*，m_2^*，使得：

$$0 = f(k^*, \ h^*) - \delta_k k^* - c(m_1^*, \ m_2^*, \ h^*) \tag{7}$$

$$0 = g(v(m_1^*, \ m_2^*, \ h^*) c(m_1^*, \ m_2^*, \ h^*)) - \delta_h h^* \tag{8}$$

$$f'^*_k - \delta_k = \beta \tag{9}$$

$$U_h'^* + m_1^* f_h'^* - m_2^* \delta_h = \beta m_2^* \qquad (10)$$

在不存在技术进步的假设下，经济最终会收敛于唯一的动态均衡点。通过健康型消费积累的健康人力资本不能成为内生经济增长机制，这与Van Zon 和 Muysken（2001，2003）、王弟海（2012）的研究结论相同。

三、特殊函数形式模型求解及比较静态分析

（一）特殊函数形式模型求解

在一般化模型基础上，利用特殊形式的效用函数、生产函数和健康生产函数，求解模型的动态均衡点。效用函数沿用 Van Zon 和 Muysken（2001）、张芬和何艳（2011）等的研究结果，即 $U[(1-v)c, h] = \dfrac{\{[(1-v)c]^\sigma h^{1-\sigma}\}^{1-\theta} - 1}{1-\theta}$，$\sigma \in (0, 1), \theta \neq 1$，其中 $1-\sigma$ 表示健康对效用的贡献，$\theta > 0$ 为消费的跨期替代弹性，$(1-\theta)\sigma < 1$。健康生产函数为 $g(vc) = (vc)^u$，$0 < u < 1$，保证健康型消费对健康生产边际生产力递减。生产函数为 $f(k, h) = k^\alpha h^{1-\alpha}$，$0 < \alpha < 1$，其中 α 反映了生产中物质资本的贡献份额，$1-\alpha$ 反映了生产中健康人力资本的贡献份额。

由动态优化原理，动态均衡点 (k^*, h^*, c^*, v^*) 为：

$$\frac{1}{v^*} = 1 + (1-\alpha)(1+A\delta_k) - \frac{\beta + \delta_h}{\left[\dfrac{1-\sigma}{\sigma} + (1-\alpha)(1+A\delta_k)\right]u} \qquad (11)$$

$$c^* = \left[\frac{(1+A\delta_k)^{\frac{1}{\alpha-1}}\dfrac{1}{\delta_h}}{A^{\frac{\alpha}{\alpha-1}}}\right]^{\frac{1}{1-u}} v^{*\frac{u}{1-u}} = B^{\frac{1}{1-u}} v^{*\frac{u}{1-u}} \left(\frac{1}{\delta_h}\right)^{\frac{1}{1-u}} \qquad (12)$$

$$k^* = Ac^* = AB^{\frac{1}{1-u}} v^{*\frac{u}{1-u}} \left(\frac{1}{\delta_h}\right)^{\frac{1}{1-u}} \qquad (13)$$

$$h^* = (Bv^*)^{\frac{u}{1-u}} \left(\frac{1}{\delta_h}\right)^{\frac{1}{1-u}} \qquad (14)$$

其中，$A = \dfrac{\alpha}{\beta + (1-\alpha)\delta_k}$，$B = \dfrac{(1+A\delta_k)^{\frac{1}{\alpha-1}}}{A^{\frac{\alpha}{\alpha-1}}}$，$A > 0$，$B > 0$。

（二）比较静态分析

通过对均衡状态的比较静态分析，可得以下推论：

推论1：均衡状态时的人均消费倾向与主观贴现率、物质资本折旧率成正比，而与物质资本的贡献份额成反比。

在均衡状态时，人均消费和人均资本之比 $\left(\dfrac{c^*}{k^*}\right)$ 为 $\dfrac{1}{A}=\dfrac{\beta}{\alpha}+\left(\dfrac{1}{\alpha}-1\right)\delta_k$。

人均消费和人均资本之比反映了人均消费倾向，人均消费倾向只与 α、β、δ_k 有关，且与 β、δ_k 成正比，与 α 成反比。主观贴现率越高，说明个人越看重现在，从而增加消费；物质资本折旧率提高，增加物质资本投资的边际成本，减少物质资本投资，增加消费；α 越大说明生产中物质资本的贡献份额越大，提高资本的边际生产力，增加物质资本投资，减少消费。

推论2：均衡状态时的健康型消费份额与健康人力资本折旧率、非健康型消费对效用的贡献份额成反比，而与主观贴现率和物质资本折旧率关系不确定。

由式（11）可得，均衡状态时的健康型消费份额（v^*）与健康人力资本折旧率（δ_h）和非健康型消费对效用的贡献份额（σ）成反比。健康人力资本折旧率上升，提高健康人力资本积累的成本，从而降低健康型消费份额；非健康型消费对效用的贡献份额提高说明非健康型消费相对于健康型消费有更多的效用，消费者倾向于增加非健康型消费，从而降低健康型消费份额。

式（11）关于主观贴现率（β）求导，可得 $\dfrac{\mathrm{d}v^*}{\mathrm{d}\beta}$ 与 $\dfrac{\beta+\delta_h-1}{\beta+(1-\alpha)\delta_k}+\sigma$ 具有相反的符号，但符号不确定。这是因为健康型消费份额的提高会直接提高当期效用水平，又能通过提高健康人力资本水平，间接提高未来效用水平，而主观贴现率的变化对健康型消费份额的影响不确定。当 δ_h 和 σ 充分大时，$\dfrac{\beta+\delta_h-1}{\beta+(1-\alpha)\delta_k}+\sigma>0$，均衡状态时的健康型消费份额与主观贴现率成反比。健康人力资本的折旧率越高，非健康型消费对效用的贡献越高，主观贴现率的上升使得健康型消费带来的未来效用减少，人们倾向于降低健康型消费份额。

物质资本折旧率的提高，一方面增加了物质资本积累的边际成本，人们倾向于增加健康人力资本，提高健康型消费份额，另一方面降低了均衡状态时的物质资本存量，而均衡状态要求物质资本边际生产力和健康人力资本的边际生产力相等，健康人力资本存量下降要求健康型消费份额下降。因此，物质资本折旧率的提高对健康型消费份额的影响不确定。

推论3：均衡状态时的人均消费、人均物质资本存量和人均健康人力资本存量都与健康型消费份额和健康人力资本生产效率成正比。

由式（12）、式（13）和式（14）可得均衡状态时的人均消费（c^*）、人均物质资本存量（k^*）、人均健康人力资本存量（h^*）与健康型消费份额（v^*）成正比。该结论说明，相对于穷国，富国健康支出占GDP的份额更高。富国有高消费、高产出、高健康、高资本存量，而穷国有低消费、低产出、低健康、低资本存量。同时，提高健康型消费份额能够增强一国经济的稳定状态，提高其经济发展速度。对于穷国进行持续健康援助可以提高穷国的健康型消费份额，帮助其摆脱贫困状态。

u的提高同样会增加均衡状态时的人均消费、人均物质资本存量和人均健康人力资本存量。u的提高体现为健康型消费更有效地转化为健康人力资本，例如使用更有效的医疗产品或消费更有益于健康的食物等。因此对于穷国的健康援助并不仅仅在于健康方面的资金援助，同等重要的是对其医疗健康技术的改进，对国民健康知识的教育等。

四、政府税收政策分析

在上述模型的前提下，分析政府税收政策变化对经济均衡状态的影响。假设政府征收收入税和消费税且均为总量税，τ_y和τ_c分别表示收入税税率和消费税税率。

$$\max_{c,\,v,\,k,\,h}\int_0^{+\infty}U((1-v)c,\ h)\mathrm{e}^{-\beta t}\mathrm{d}t$$

$$\mathrm{s.t.}\ \ \dot{k}=(1-\tau_y)f(k,\ h)-\delta_k k-(1+\tau_c)c$$

$$\dot{h}=g(vc)-\delta_h h$$

$$k(0)=k_0,\ \ h(0)=h_0$$

沿用上述效用函数、健康生产函数和生产函数，动态均衡解为：

$$\frac{1}{v^{'*}} = 1+(1-\alpha)(1+A\delta_k)-\frac{\beta+\delta_h}{\left[\dfrac{1-\sigma}{\sigma}+(1-\alpha)(1+A\delta_k)\right]u} \qquad (11)'$$

$$c^{'*} = \left[\frac{(1+D\delta_k)^{\frac{1}{\alpha-1}}\dfrac{1}{\delta_h}}{D^{\frac{\alpha}{\alpha-1}}}\right]^{\frac{1}{1-u}} v^{*\frac{u}{1-u}} = E^{\frac{1}{1-u}}v^{*\frac{u}{1-u}}\left(\frac{1}{\delta_h}\right)^{\frac{1}{1-u}} \qquad (12)'$$

$$k^{'*} = Dc^* = DE^{\frac{1}{1-u}}v^{\frac{u}{1-u}}\left(\frac{1}{\delta_h}\right)^{\frac{1}{1-u}} \qquad (13)'$$

$$h^{'*} = (Ev^*)^{\frac{u}{1-u}}\left(\frac{1}{\delta_h}\right)^{\frac{1}{1-u}} \qquad (14)'$$

其中，$D=\dfrac{\alpha(1+\tau_c)}{\beta+(1-\alpha)\delta_k}$，$E=\left(\dfrac{1+D\delta_k}{D^\alpha}\right)^{\frac{1}{\alpha-1}}$，$D>0$，$E>0$。

比较式（11）、式（12）、式（13）、式（14）和式（11）′、式（12）′、式（13）′、式（14）′，可得：$D>A$，$v^{'*}=v^*$，$c^{'*}<c^*$，$k^{'*}<k^*$，$h^{'*}<h^{'*}$。

推论4：消费税的增加降低均衡状态时的人均消费倾向，但收入税的变化对均衡状态时的人均消费倾向没有影响。

在征收消费税和收入税的经济中，均衡状态时的人均消费与人均资本比$\left(\dfrac{c^*}{k^*}\right)$为$\dfrac{1}{D}<\dfrac{1}{A}$。消费税的增加降低了人均消费倾向，但收入税对消费倾向没有影响。消费税的增加使得消费相对于投资的收益减少，人们倾向于投资而减少消费，人均消费倾向下降；收入税的增加在总量上减少了可支配收入，但是没有改变消费和投资的边际价值，人均消费倾向保持不变。

推论5：无论是消费税的增加还是收入税的增加都不会对均衡状态时的健康型消费份额产生影响。

征收消费税和收入税模型下均衡状态时健康型消费份额的表达式（11）′和不征收消费税和收入税模型下均衡状态时健康型消费份额的表达式（11）相同。消费税的增加会整体降低消费的边际价值，但是不会改变健康型消费相对于非健康型消费的价值，从而不会改变均衡状态时健康型消费的比例；收入税的增加减少了人们的可支配收入，但对健康型消费和非健康型消费的边际价值没有影响，健康型消费份额保持不变。

推论6：无论是消费税的增加还是收入税的增加都会减少均衡状态时的人均消费水平、人均物质资本水平和人均健康人力资本水平。

消费税的增加提高消费的边际成本，减少消费。健康型消费份额不变使健康型消费减少，健康人力资本存量水平下降。均衡状态时物质资本的边际生产力与消费税税率无关。均衡状态要求健康人力资本的边际生产力等于物质资本的边际生产力，健康人力资本水平的下降就要求物质资本水平的下降。

收入税的增加与消费税的增加具有相同的效应。收入税的增加降低了物质资本的税后边际生产力，但是均衡状态要求物质资本的税后边际生产力等于主观贴现率和物质资本折旧率之和。物质资本的边际生产力上升，物质资本存量下降。物质资本存量减少导致健康人力资本存量减少。物质资本和健康人力资本同时下降，产出下降。由于收入税增加不改变人均消费倾向，物质资本存量减少导致人均消费水平下降。

五、结语

由于不同消费类型对健康人力资本积累的影响不同，本文研究来自健康型消费的健康人力资本与经济增长之间的关系。研究结论表明，在不存在外生技术进步的假设下，通过健康型消费积累的健康人力资本不能成为促进内生经济增长的因素。健康人力资本折旧率和非健康型消费对效用的贡献份额增加，将降低健康型消费份额；均衡状态时的人均消费、人均资本存量和健康人力资本存量都与健康型消费份额成正比。这一结论有助于解释富国具有高消费、高产出、高健康、高资本存量，而穷国具有低消费、低产出、低健康、低资本存量的现象。通过对穷国的长期健康援助持续提高其健康型消费份额，能够帮助穷国摆脱这一恶性循环。

考察政府税收政策对经济增长的影响发现，消费税和收入税增加不改变均衡状态时健康型消费份额，但将减少均衡状态时的人均消费水平、人均物质资本水平和人均健康人力资本水平，从而阻碍经济增长。

参 考 文 献

[1] 王弟海. 健康人力资本、经济增长和贫困陷阱 [J]. 经济研究, 2012 (6): 143-155.

[2] 王弟海, 龚六堂, 邹恒甫. 物质资本积累和健康人力资本投资: 两部门经济模型 [J]. 中国工业经济, 2010 (5): 16-26.

[3] 张芬, 何艳. 健康、教育与经济增长 [J]. 经济评论, 2011 (4): 5-13+53.

[4] Barro R. J. Government spending in a simple model of endogenous growth [J]. National Bureau of Economic Research Working Paper Series, 1991 (2588).

[5] Fogel R. W. Economic growth, population theory, and physiology: The bearing of long-term processes on the making of economic policy [J]. The American Economic Review, 1994, 84 (3): 369-395.

[6] Grossman M. On the concept of health capital and the demand for health [J]. Journal of Political Economy, 1972, 80 (2): 223-255.

[7] Lucas R. E. On the mechanics of economic development [J]. Journal of Monetary Economics, 1988, 22 (1): 3-42.

[8] Zon A., J. Muysken. Health and endogenous growth [J]. Journal of Health Economics, 2001, 20 (2): 169-185.

社会经济地位、生活方式与健康不平等 *

许金红

(深圳信息职业技术学院)

摘要：在建设健康中国的进程中，提升公民的健康水平是必然要求，促进公民的健康公平是应有之义，因此研究社会经济地位与健康不平等的关系，并探讨健康不平等产生的中间作用机制，是理论和现实的双重需求。本文首先对社会经济地位导致健康不平等的作用机制进行了简单的总结梳理，然后站在生活方式中间作用机制的视角，分析其理论基础和基本假设，并在健康风险行为理论框架下构建实证模型，通过模型检验发现社会经济地位与生活方式之间有正相关关系、生活方式与健康之间有正相关关系、社会经济地位与健康之间有正相关关系；社会经济地位对健康的直接影响系数低于生活方式对健康的直接影响系数，社会经济地位对健康的影响主要通过生活方式间接传导。文章最后提出提高公民间社会经济地位公平性，并对未来相关主题研究的拓展如关注代际健康不公平问题、特殊人群健康不平等问题做出设想。

关键词：社会经济地位；生活方式；健康；健康不平等

2000 多年前，古希腊思想家德谟克利特和赫拉克利特慷慨激昂地说：如果没有健康，那么金钱和其他任何东西都是没有用的。2000 多年后，法国哲学家笛卡特又将健康称为"最高物品"，是"生活中所有其他物品的基础"，因为"再多的财富也不能换来长寿"。随着我国经济的稳定发展和

　＊　原稿《生活方式视阈下的社会经济地位与健康不平等》发表于《企业经济》2015 年第12期，本稿在原文基础上有所删减和修改。

人民生活水平质的提升，健康已越来越成为全体公民的一致追求。2016年，习近平总书记在全国卫生与健康大会上指出，"没有全民健康，就没有全面小康"，强调要把人民健康放在优先发展的战略地位，加快推进健康中国建设，为实现"两个一百年"奋斗目标、实现中华民族伟大复兴的中国梦打下坚实的健康基础。在个体追求"健康最大化"、国家建设"健康中国"的道路上，研究社会经济地位与健康不平等的关系，并探讨健康不平等产生的中间作用机制，具有较为深远的理论和现实意义。

社会经济地位（Socio-Economic Status，SES）是指个体在社会分层体系中的综合状况或地位情形，这一概念在心理学、社会学、医学、经济学等各个领域都有着广泛应用。Coleman（1990）用社会分层理论来定义社会经济地位（SES），在其理论框架下，主要研究了社会阶层结构如何形成以及人们如何被驱使至现有的社会经济地位上，即社会经济地位（SES）是一个"市场"能力和各种形式资源积累的结果函数。

世界卫生组织定义健康不平等为健康状况的差异或健康决定因子的分配差异。究其原因，阿马蒂亚·森从规范的角度将健康的缺乏归于人的基本可行能力的不完整而导致的实质性自由的丧失，认为健康不平等是由各种社会、文化等原因导致的对人类基本可行能力——健康的剥夺。健康不平等的存在，会进一步造成并加深能力贫困。不同国家间或同一国家不同社会人群间的健康水平和健康分布存在广泛的差别，即健康不平等。这种不平等与遗传因素关联不大，反而是生活条件等社会因素更可能导致不平等。也就是说，健康不平等在很大程度上是与社会经济地位（SES）的差异联系在一起的。数据表明，不同社会阶层的健康状态呈现"梯度"特征，社会经济地位越高，其健康状况往往越好。本文着重就社会经济地位对健康不平等的作用机制进行探讨。

一、文献综述

Kim（2004）等将社会经济地位（SES）导致健康不平等的作用机制划分为结构机制、生活方式机制和心理机制。Prus（2007）将其总结为物质、文化与心理因素。Adler（2010）在总结最近研究时认为，除了这3种作用机制外，还应加上社会情境与这3种机制之间的交互作用。Uphoff（2013）的最新研究将物质机制与社会心理机制统称为社会资本，Adler（2010）则狭义地定义社会资本为经济来源。

（一）生活方式中间机制

社会经济地位（SES）通过影响生活方式如睡眠、吸烟、饮酒、体育锻炼等因素，促使健康结果产生差异。如果排除生活方式因素，由社会经济地位（SES）不平等所造成的健康不平等程度会明显降低（Macintyre，1997；Siegrist & Marmot，2006）。Katja（2012）等对芬兰城市样本研究发现，社会经济地位与肥胖、超重有关的生活方式之间的关系强于与其他方面的关系。Pampel 等（2011）的研究指出，在中等收入以上国家，教育引发的烟草消费不平等比起低收入国家更严重。对社会经济地位与饮酒的关系的讨论相比于吸烟要少得多。Makela（2011）对芬兰成人样本的研究揭示，对于与饮酒有关的死亡，低社会经济地位群体与其相关性更显著。从消费总量看，社会经济地位较高的群体似乎消费了更多的酒精，但是其中轻度饮酒，或者对身体有益的饮酒更多，而在社会经济地位较低的群体中，酗酒行为更严重。Bonevski（2014）等对澳大利亚新南威尔士45岁以上群体的研究认为，社会经济地位较高的男性更容易有酗酒倾向，而饮酒与吸烟在社会经济地位较低的女性群体中也更容易产生累加作用。王甫勤（2012）通过分析相关生活方式，发现生活方式对国民健康水平有直接影响，同时，社会结构在一定程度上塑造和固化人们的生活方式。黄洁萍、尹秋菊（2013）用结构方程模型和"中国健康与营养调查"（CHNS）数据考察了社会经济地位、吸烟、饮酒、体育锻炼与城镇职工健康的关系，认为我国城镇居民的社会经济地位并不通过体育锻炼而显著影响健康。胡杰容（2019）探讨了以锻炼和医保为中介变量的 SES 与老年人健康不平等的关系，发现锻炼和医疗费支付方这两个中介变量部分抵消了职业和居住地对老人身体功能健康差异的直接影响，发挥了压抑效应，且锻炼比医疗费支付方的贡献大。

（二）社会心理中间机制

社会心理因素在不同社会阶层群体中的分布是迥异的，所以一定程度上造成了健康的不平等（Wilkinson & Marmot，2003）。低 SES 群体因为各方面资源比较欠缺，所以更易陷入沮丧的情绪中，但这反而阻止他们摆脱不利的环境，陷入更加糟糕的状态中（Nabi，2008）。人们常常喜欢与 SES 高于自己的人做对比，而这种对比很可能带来"匮乏感"，形成负面情绪，积累心理压力，导致心血管及抑郁症等生理心理疾病（Wilkinson，1996）。Uphoff（2013）发现低社会经济地位群体较少的社会支持与较严重的社会疏离增加了个体患病的可能性。此外需要关注的还有，社会经济地位通过社会心理机制影响健康会持续整个生命周期（Mirowsky，2000）。尹慧（2011）的研究发现，个人健康机会的公平实现，不仅依赖于卫生服务因素或个人自身的社会经济地位状况，还依赖于生命早期的教育环境和经历。孙玉垒（2019）基于"首都大学生成长追踪调查"的数据，主要分析了家庭背景、一般自我效能感对大学生健康不平等的影响，发现家庭背景因素影响大学生的一般自我效能感，而一般自我效能感与大学生健康是显著正相关的。

（三）物质机制

Lynch 等（2000）认为，个体收入直接决定着健康产品或服务的可及程度，个体社会经济地位越低，对这些医疗资源尤其是稀缺资源的可及度越低。另外，一些学者（Latour Perez，GuterrezVicen，Lopez Camps，et al.，1996）研究发现，患者的 SES 与其在医疗机构进行治疗时所患疾病的严重程度呈反向关系，患者 SES 越高，进行治疗时的疾病严重度可能越低。即使在军人完全平等进入的军队医院，军人的军阶也在一定程度上和其做手术时的健康状况负相关（Tarman，Kane，Moul，Thrasher，et al.，2000）。和生活方式、心理因素机制相较，物质因素机制的解释力更强更直接，SES 与健康之间的关系也较容易检验，但相关宏观数据可能不易获得。Asgeirsdottir 等（2013）发现，在欧共体国家中，普遍存在有利于高收入人群的健康不公平现象，但是表现出的强度并不相同，他们由此推断这与相应的社会制度有关。齐良书（2006）对收入、收入不平等与健康关系的考察结论为：收入是影响健康的重要因素之一，解决健康不平等问题的关键在于加强对社会经济地位较低者的医疗保障。毛毅（2011）研究教育与健康的关系得出二者呈正相关的结论，但是存在倒U形结构，即临界点以下教育程度对健康的影响较显著，临界点以上变得并不显著。黄洁萍等（2013）的研究认为收入对健康的影响较小。孙猛（2019）基于CGSS的微观证据，检验了空气污染的中间影响路径，发现空气污染对居民健康不平等具有显著的分化机制，其作用途径是通过调整社会经济地位尤其是收入效应来实现的，这种分化机制在城市居民中表现得尤为突出。

（四）社会邻里环境交互机制

Warr（2009）等的研究认为邻里之间的不良行为影响了人的健康，这些不良行为包括酗酒、吸食毒品、危险驾驶、不安全感、噪声、种族主义等，而这些行为是与社会经济地位相关的。但是对于社区邻里环境对健康的影响有多大并没有太多的讨论。Mohnen（2012）基于荷兰全国抽样调查的数据认为，SES较高的人更可能拥有良好的社区环境资本，使之能参与更多的体育锻炼，吸烟的可能性更小，这些行为直接有利于健康的获得，而物质资本与社会心理因素同样会影响到人的生活方式，比如心理压力较大时，往往吸烟与饮酒的频率更高。

二、理论基础与基本假设

SES通过生活方式影响健康的作用机制主要基于健康风险行为理论。健康风险行为学致力寻找影响人们健康水平的风险因素，包括社会、心理和行为等层面的社会关系、生活或工作压力、悲观情绪、生活方式等（House，2002）。它的研究焦点在于健康风险因素，并认为健康风险因素是联系SES与健康的主要机制。其研究者强调健康的SES不平等在很大程度上是因为不同SES人群面临不成比例的疾病风险。健康风险行为会导致健康状况差，但健康风险行为的分布在人群中是不平等的。经验研究已表明，更低的SES与显著更高的健康风险行为相关。这些发现强调，低SES

人群更可能接受健康风险行为，如吸烟、酗酒以及更少的体育锻炼等，他们更可能超重，吃更少的健康食品，更可能因为他们的劣势地位而被孤立，因此，会缺乏社会纽带和社会支持，也更可能同时患上慢性病和承受巨大压力，拥有更弱的竞争力和对其生活的控制感。此外，研究者发现，SES 不同的人群面临某些健康风险因素的不同可能与年龄相关。在青壮年期，对于 SES 不同的人群，大多数健康风险因素导致的健康不平等都比较小，然后这种不平等会在中年期扩大，在生命的末期逐渐消失（House，et al.，1994）。因此，健康的 SES 不平等可以在很大程度上归结于对健康风险因素的接触差异。

在健康风险行为理论之外的研究领域，生活方式被认为是人口健康影响因素中的首要因素，其对于人口健康的贡献率远远高于社会经济环境等其他因素。世界卫生组织对影响健康的因素进行过如下总结：健康＝60%生活方式+15%遗传因素+10%社会因素+8%医疗因素+7%气候因素。恩格尔通过研究美国疾病的影响因素得出：50%的疾病与生活方式和行为有关；20%与环境因素有关，包括社会环境和自然环境；20%与遗传等生物学因素有关；10%与卫生服务有关。福克斯的研究也认为健康的影响因素主要是生活方式与环境，而生活方式也是健康风险行为理论中重要的健康风险行为因素之一，是联系 SES 与健康的主要机制。

结合这两方面的研究，可以得出一个结论：生活方式与社会经济地位之间可能存在一定的关系。因此，在这种理论和逻辑的指导下研究 SES 影响健康生活方式的作用机制有三个基本假设：

假设 1：社会经济地位影响生活方式。社会经济地位越高的人，生活方式就越健康，反之生活方式就越不健康。变量之间的关系表现为收入、受教育程度越高，就越不吸烟喝酒，越喝茶喝果汁。

假设 2：生活方式影响个体的健康状况。生活方式不同的人群健康状况有差异，表现为变量之间的关系就是：倾向于吸烟喝酒的人自评健康状况是差，倾向于喝茶喝果汁的人自评健康状况是好。

假设 3：社会经济地位越高，收入水平就越高，健康状况越好；受教育程度越高，健康状况就越好。社会经济地位对健康的影响总效应中，通过生活方式影响健康的间接效应不等于 0。

三、实证分析

本文使用的数据主要来自中国健康与营养调查（China Health and Nutrition Survey，CHNS），使用 AMOS 软件构建结构方程模型（SEM）。*SES*、生活方式和健康自我评价这三个潜变量之间的关系可由方程式（1）表示。

$$\begin{pmatrix} 自我评价 \\ 生活方式 \end{pmatrix} = \begin{pmatrix} \beta_1 & \beta_2 \\ \beta_3 & 0 \end{pmatrix} \begin{pmatrix} 社会经济地位 \\ 生活方式 \end{pmatrix} + \begin{pmatrix} e_1 \\ e_2 \end{pmatrix} \tag{1}$$

三个潜变量对可观测变量的作用如方程式(2)～方程式(4)所示。

$$\begin{pmatrix} SAL \\ SAH \end{pmatrix} = \begin{pmatrix} \alpha_1 \\ \alpha_2 \end{pmatrix} \times 自我评价 + \begin{pmatrix} u_1 \\ u_2 \end{pmatrix} \tag{2}$$

$$\begin{pmatrix} inc \\ edu \end{pmatrix} = \begin{pmatrix} \varphi_1 \\ \varphi_2 \end{pmatrix} \times 社会经济地位 + \begin{pmatrix} \varepsilon_1 \\ \varepsilon_2 \end{pmatrix} \tag{3}$$

$$\begin{pmatrix} smoke \\ tea \\ drink \\ domestic \end{pmatrix} = \begin{pmatrix} \gamma_1 \\ \gamma_2 \\ \gamma_3 \\ \gamma_4 \end{pmatrix} \times 生活方式 + \begin{pmatrix} \nu_1 \\ \nu_2 \\ \nu_3 \\ \nu_4 \end{pmatrix} \tag{4}$$

其中，健康由个体自评健康和个体自评生活[①]两个健康指标来衡量；家庭年净收入（*inc*）和最高受教育程度（*edu*）用来衡量社会经济地位因素；是否吸烟（*smoke*）、是否喝茶（*tea*）、是否喝酒（*drink*）、是否喝国产饮料（*domestic*）用来衡量生活方式。需要注意的是，影响个体自评健康的因素可能和影响收入的因素相关，影响收入的因素可能与影响个人生活方式的因素相关，影响教育的因素也可能与影响生活方式的因素相关，因此需要在以上方程式建立的模型基础上加上这些因素之间的相应联系，并根据模型修正指数进行修正工作，最终选择的模型框架如图 1 所示。

---

① *SAH*（Self-Assessed Health）为个体自评健康，*SAL*（Self-Assessed Life）为个体自评生活。CHNS 数据中 *SAH* 取值分为极好、好、一般、差 4 个逐次递减的层次，*SAL* 取值分为极好、好、一般、差、极差 5 个逐次递减的层次。

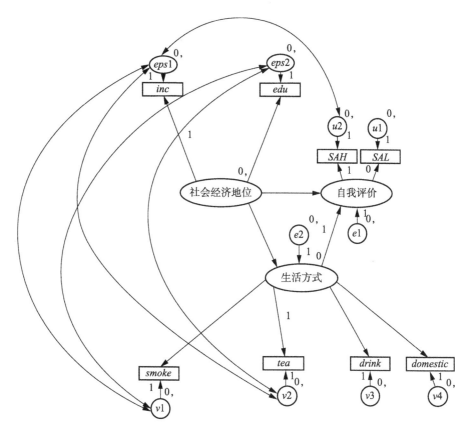

图1　探索 SES 影响健康不平等作用机制的 SEM

资料来源：参考王甫勤《社会经济地位、生活方式与健康不平等》的结构方程模式，结合原稿《生活方式视阈下的社会经济地位与健康不平等》选取的健康指标和生活方式指标，调整绘制得来。

SES、生活方式、健康状况三者之间的关系见表1，SES 通过生活方式影响健康的作用途径和强度见表2。

表1　SES、生活方式与健康状况之间的关系

影响关系	相关系数	P
tea←inc	0.34	***
smoke←inc	−0.04	***
drink←inc	−0.05	***
domestic←inc	0.50	***

续表

影响关系	相关系数	P
tea←edu	0.29	* * *
smoke←edu	−0.12	* * *
drink←edu	−0.02	* * *
domestic←edu	0.35	* * *
SAH←edu	−0.05	* * *
SAH←inc	−0.04	* * *
SAL←edu	−0.12	* * *
SAL←inc	−0.03	* * *
SAH←tea	0.04	* * *
SAH←smoke	0.08	* * *
SAH←drink	0.10	* * *
SAH←domestic	0.01	* * *
SAL←tea	−0.01	* * *
SAL←smoke	−0.03	* * *
SAL←drink	−0.04	* * *
SAL←domestic	−0.002	* * *

注：＊＊＊表示 P<0.001。

资料来源：根据原稿《生活方式视阈下的社会经济地位与健康不平等》使用的结构方程模型运算整理得到。

表2　结构方程的参数估计值

影响路径	标准化估计值	P
style←SES	0.100	* * *
self←SES	0.020	* * *
self←style	0.473	
SAH←self	0.278	
SAL←self	−0.110	0.068
inc←SES	0.561	
edu←SES	0.702	* * *
tea←style	0.263	
smoke←style	0.568	* * *

续表

影响路径	标准化估计值	P
drink←style	0.734	***
domestic←style	0.069	***

注：为了识别模型，部分系数在模型识别中已固定为1（例如，潜变量生活方式*style*到自评*self*的路径），***表示P<0.001。

资料来源：根据原稿《生活方式视阈下的社会经济地位与健康不平等》使用的结构方程模型运算整理得到。

（一）对三者之间关系的检验

从表1前8行可以看到，*SES*与生活方式之间的关系符合假设1。*SES*越高，越倾向于选择更健康的生活方式；*SES*越低，越倾向于选择不健康的生活方式。

从表1中间4行可以发现，*SES*与自评健康之间的关系符合假设3的前半部分。变量之间的具体关系为：个体受教育程度越高，健康状况越好；家庭年净收入越高，个体健康状况越好。反之，则结果相反。且这种相关关系不管是基于自评健康状况指标还是自评生活指标，受教育程度对健康的影响程度都要大于收入对健康的影响程度。

从表1后8行可以发现，生活方式与自评健康之间的关系符合假设2。

（二）对生活方式中间机制的检验

SES、生活方式、自我评价三者的相互影响见表3。

表3 标准化参数的效应分解表

间接效应	*SES*	*style*
style	0	0
self	0.047	0
直接效应	*SES*	*style*
style	0.1	0
self	0.02	0.473
总效应	*SES*	*style*
style	0.1	0
self	0.067	0.473

资料来源：根据原稿《生活方式视阈下的社会经济地位与健康不平等》使用的结构方程模型运算整理得到。

从表3看到 SES 对生活方式的总影响为0.1，对自我评价的总影响是0.067，生活方式对自我评价的总影响为0.473。可见对自评因素影响最大的是生活方式，其次是社会经济地位。SES 对生活方式的直接影响为0.1，和总影响相同，对自我评价的直接影响是0.02，生活方式对自我评价的直接影响为0.473。可见自评因素的直接影响最主要来自生活方式，其次来自社会经济地位。SES 对生活方式的间接影响为0，对自我评价的间接影响是0.047，生活方式对自我评价的间接影响为0。可见自我评价因素的间接影响最主要来自 SES。SES 对生活方式的直接影响和总影响相同，都是0.1，间接影响为0；SES 对自我评价的直接影响是0.02，对自我评价的间接影响是0.047，间接影响大于直接影响；生活方式对自我评价的直接影响为0.473，间接影响为0。可见社会经济地位对健康的影响主要通过生活方式间接传导。

四、对策建议与未来研究方向

21世纪以来，随着医学技术的进步和人们生活水平的提高，威胁人类健康的疾病种类也在逐渐发生变化，更多的慢性疾病开始肆虐并困扰人们的健康生活，这主要与现代人的生活方式有关。在这种趋势下，我国现有的医疗保障体系也有必要进行相应的改变和完善，逐渐从传统的医保体系向国民健康保障体制转变，赋予健康生活方式以更大的权重，而不是仅仅从医学角度着手。

第一，加快公共卫生与健康知识的普及教育，引导广大城乡居民，特别是农村人群改变传统的、不科学的健康理念，树立新时代的健康保障意识，通过各种方式促进健康文化的形成。应当在全社会树立以健康为中心的观念，宣传健康是基本的人权，宣传新的健康观念，促进国民健康观念的形成。

第二，国民个人应当有意识地培养健康习惯，树立健康意识。国民个人也应当着力培养个人的健康意识和健康观念，从而影响个人的健康行为，而这将直接作用和产生个人的健康结果。因而应当逐步将健康文化纳入生活文化中来，切实影响个人行为。如果将健康文化和观念作为教科书去学习，并不利于这些文化和观念真正影响国民个人的行为，而将这些文化和观念与现实生活联系起来，可能会起到更好的效果。所以，探索多种渠道、多种形式、多个主体、多种场合的健康文明宣传工作是至关重要的。

第三，在广大社会阶层中间树立健康投资的文化氛围，促进国民健康、维护健康公平需要建立一个从社会、经济到个人行为的多层次政策框架。鉴于 SES 也对健康产生直接正向影响，因此也必须从促进收入分配公平和大力促进教育等方面来提升健康的整体水平和公平程度。

关于 SES 与健康关系的研究未来可以在以下方面进行拓展：

第一，健康的代际不公平问题研究。

目前对社会经济地位（SES）不同导致的健康不公平的研究主要是横向比较，即在代内人群中进行比较，只有少量纵向的研究代际健康不公平的文献或成果。但大多数研究成果表明，父母社会经济地位的不平等会导致下一代健康的不平等。在生命周期的各个阶段中，儿童期非常关键，这一时期的经历对随后生活中的疾病风险有长期的影响，将延续一生。儿时家中父母社会经济地位低下，潜在的健康危险因素暴露更多，所造成的不利影响将不断积累，导致成年后疾病风险增加。因此，对健康代际不公平的研究将是未来对健康问题研究的一个重要方向。

第二，对特殊社会经济地位人群健康问题的研究。

从研究内容上看，国内关于健康不平等的研究大量集中于对全体国民或分区域、分年龄等国民健康问题的关注，对特殊人群（特殊人群的社会经济地位和一般国民差别较大）如农村留守群体、高级知识分子、政府官员等群体健康问题的探讨不多。在这三类特殊人群中，尤以政府官员群体的健康问题研究最为缺乏。

首先，由于我国存在城乡二元结构，农村劳动力的转移对留守人群的健康存在何等影响引起了一些学者的研究兴趣。总体来说，对于农村留守群体或流动人口群体健康问题还有大量研究空间。其次，对于高级知识分子的健康问题研究也很有必要，但目前相关研究较少。最后，通过对 CNKI 中相关研究论文的搜索可以发现，目前学界对政府官员群体的研究大多集中在腐败、媒介素质、财产申报、道德风险、形象等方面，对其健康方面的研究基本空白。究其原因，主要是数据缺乏，没有相关的调查，无法获得相关数据进行分析和比较。但如果从职业方面入手，细致提取出这类特殊人群的相关健康数据，理论上是可行的。或者我们可以对这类特殊群体的健康进行专门调查或相关调查。这应该成为未来努力的一个方向。

第三，对SES导致健康不平等的其他多种中间作用机制和交互机制的研究。社会经济地位主要通过物质机制、生活方式机制、社会心理机制和社区邻里环境四种中间机制导致健康不平等，这些中间机制并不是孤立地发生作用，更可能是相互影响、相互叠加、共同作用的。新近分层结构模型的发展也为更为复杂的交互机制的研究提供了可行的实证方法，使得我们可以更全面、更贴切、更定量化地研究SES导致健康不平等的中间机制。这些后续可能的研究对我国健康公平的推进，尤其是对弱势健康群体及全民健康水平的提升以及充分挖掘和发挥"第二次人口红利"① 等方面都有着重要的政策参考意义。

参 考 文 献

［1］Adam Wagstaff, Eddy Van Doorslaer. Overall versus socioeconomic health inequality: A measurement framework and two empirical illustrations ［J］. Health Economics, 2004 (13).

［2］Bettina Piko, Kevin M. Fitzpatrick. Does class matter? SES and psychosocial health among Hungarian adolescents ［J］. Social Science & Medicine, 2001, 9 (53): 817-830.

［3］Braveman P. A. , Cubbin C. , Egerter S. , et al. Socioeconomic status in health research: One size does not fit all ［J］. Journal of American Medical Association, 2005 (294): 2879-2888.

［4］Grossman M. On the concept of health capital and the demand for health ［J］. Journal of Political Economy, 1972, 8 (2): 223-255.

［5］Jie Chen. An analysis of policy effect on equality of opportunity for health ［D］. Yale University, 2012.

［6］Paula Braveman, Eleuther Tarimo. Social inequalities in health within countries: Not

① 第一次人口红利主要指由于劳动年龄人口数量多、比重大、增长快，保证了劳动力的充足供给，加上人口抚养比较低并持续下降，使得我们可以获得较高的储蓄率。第二次人口红利，是指在人口年龄结构变化了的情况下，仍然可以挖掘出一些有利于经济增长的人口因素。例如，整体提高人力资本水平，社会养老保障制度向积累型模式转变。

only an issue for affluent nations [J]. Social Science and Medicine, 2002, 54 (11): 1621-1635.

[7] Hayward Miles, Crimmins Yang. The significance of socio-economic status in explaining the racial gap in chronic health conditions [J]. American Sociological Review, 2000, 65 (6): 910-930.

[8] West Patrick. Rethinking the health selection explanation for health inequalities [J]. Social Science and Medicine, 1991 (32): 355-363.

[9] R. Wilkinson, M. G. Marmot. The social determinants of health [M]. Copenhagen, World Health Organization, Regional Office for Europe, 2003.

[10] Lynch John, George A., Kaplan Richard D., et al. Do cardiovascular risk factors explain the relation between socioeconomic status, risk of all cause mortality, cardiovascular mortality and acute myocardial infarction? [J]. American Journal of Epidemiology, 1996 (144): 934-942.

[11] 阿马蒂亚·森. 论经济不平等: 不平等之再考察 [M]. 社会科学文献出版社, 2006.

[12] 阿马蒂亚·森. 以自由看待发展 [M]. 中国人民大学出版社, 2002.

[13] 高兴民, 许金红. 生活方式视阈下的社会经济地位与健康不平等 [J]. 企业经济, 2015 (12).

[14] 侯剑平. 中国居民健康的社会经济不公平性及影响因素实证研究 [D]. 西安交通大学, 2006.

[15] 胡宏伟. 国民健康公平程度测量、因素分析与保障体系研究 [M]. 人民出版社, 2011.

[16] 黄洁萍, 尹秋菊. 社会经济地位对人口健康的影响———以生活方式为中介机制 [J]. 人口与经济, 2013 (3).

[17] 加里·贝克尔. 人力资本理论: 关于教育的理论和实证分析 [M]. 中信出版社, 2007.

[18] 解垩. 与收入相关的健康及医疗服务利用不平等研究 [J]. 经济研究, 2009 (2).

[19] 刘宝, 胡善联. 收入相关健康不平等实证研究 [J]. 卫生经济研究, 2003 (1).

[20] 刘国恩, 傅正泓. 中国的健康人力资本与收入增长 [J]. 经济学 (季刊), 2004, 4 (1).

[21] 刘丽杭，唐景霞．社会经济地位对居民健康公平的影响 [J]．中国卫生经济，2004，(6)：6.

[22] 齐良书．收入、收入不均与健康：城乡差异和职业地位的影响 [J]．经济研究，2006 (11).

[23] 齐良书，王诚炜．健康状况与社会经济地位：基于多种指标的研究 [J]．中国卫生经济，2010 (8)：330.

[24] 齐良书，余秋梅．社会经济状况与健康关系的研究综述 [J]．经济学家，2008 (2).

[25] 王甫勤．社会经济地位、生活方式与健康不平等 [J]．社会，2012 (2)：32.

[26] 詹姆斯·亨德森．健康经济学 [M]．人民邮电出版社，2008.

[27] 詹宇波．健康不平等及其度量——一个文献综述 [J]．世界经济文汇，2009.

[28] 张晓波．健康不平等及其成因 [J]．经济学 (季刊)，2004 (4)：2.

[29] 孙玉垒．家庭背景、一般自我效能感与健康不平等——基于"首都大学生成长追踪调查"的实证研究 [D]．兰州大学，2019.

[30] 胡杰容．社会经济地位与老人身体功能健康的关系——以锻炼和医保为中介变量 [J]．北京科技大学学报 (社会科学版)，2019 (7).

空气污染、健康损害与中国统计生命价值研究

许冰洁

（北京大学汇丰商学院）

摘要：随着工业化和城市化的快速发展，中国经济与能源需求持续增长，空气污染物的排放也持续增加。本研究从空气污染视角分析健康风险因素影响收入水平的内在机理，通过重新评估中国劳动力的合理性来统计生命价值，试图丰富在空气污染影响下对统计生命价值问题的认识。在考虑空气污染问题的基础上修正了 Hedonic 模型，利用工资风险法对中国劳动力收入水平的影响因素进行了实证分析。引入空气污染的统计生命价值概念，有助于更有效地估算和评估生命和健康的经济利益，并帮助政府实现生命价值与公平含义下的环境保护目标，更帮助劳动者保护自己的生命健康权益。

关键词：空气污染；健康风险；工资风险法；Hedonic 模型；统计生命价值

一、引言

近几年，空气污染是公认的主要健康风险，在全球范围内对人们的健康构成了严重威胁。人们暴露在严重的空气污染中，会增加患肺癌、慢性支气管炎等疾病的风险。世界卫生组织（WHO）公布：每年有 200 多万人因空气污染而死亡，很多城市的空气污染对人们的健康和生命安全造成了影响。Launay 研究表明，在大约 1100 座城市中，过早死亡人数的 23%～40%可以归因于环境因素，仅空气污染就导致 2012 年 700 万人过早死亡，占全球总死亡人数的 1/8。2016 年，城市和农村地区的空气污染导致全世

界420万人过早死亡，空气污染导致的心血管和呼吸道疾病以及癌症持续增加。生活在低收入和中等收入国家的人们所承受的室外空气污染相比发达国家更加严重，在420万过早死亡人数中有91%发生在低收入和中等收入国家，世界卫生组织指出东南亚区域和西太平洋区域面临的空气污染最严重。健康影响研究所（Health Effects Institute）在《全球疾病分担2010》报告中指出，在东亚地区空气污染已成为排名第四的健康风险因素。世界卫生组织报告指出，2015年发生了800万癌症相关死亡。目前，中国有四个重度雾霾污染地区，包括环渤海地区、长江三角洲地区、珠江三角洲地区和四川盆地。中国雾霾污染较严重的地区位于北京等人口稠密的城市，而雾霾污染较轻的地区位于中国西南部的拉萨、昆明、贵阳以及华南的海口等人口较少的城市。这些空气污染问题对人们的健康造成了巨大的威胁，导致生命价值和人力资本的大量损失。

20世纪70年代，一些学者开始质疑生命价值的基本概念及其评估方法。随后，世界各国学者逐渐开始研究更广泛的课题，如对风险进行测量、对生命价值进行评估，将统计生命价值理论广泛运用于环境经济学、风险经济学、保险经济学、医学经济学等经济学学科，为政府和政策制定者在公共安全和环境保护等方面提供合理的政策建议。然而，空气污染对健康和生命造成的损失并没有可以量化的评估指标。本研究将空气污染所产生的风险通过统计生命价值来进行货币化。在空气污染影响下统计生命价值是一个前沿的研究问题，是对公共政策进行成本效益分析以改善社会福利的一项重要研究。

二、统计生命价值的内涵与研究意义

（一）统计生命价值的内涵

生命价值是一个经济学指标，被用于量化避免死亡的价值。在国际上生命价值也被称为VPF（Value of Preventing a Fatality）或者ICAF（Implied Cost of Averting a Fatality）。在社会学和政治学中，生命价值也被看作在特定情况下预防死亡的边际成本。不同于奴隶社会，每个人的生命都是无价的，评价一个人的价值是不符合常理的。但是，由于有限的人力资源、技能和医疗设施，不可能拯救每一个人的生命，对于生命价值需要做一些权衡。

目前经济学中还没有一个标准化的概念来定义人的生命价值，在考虑人们在健康方面所做的风险和收益权衡时，经济学家通常会考虑使用统计生命价值的概念。本研究将结合统计生命价值来进行模型构建。统计生命价值与实际生命价值的内涵非常不同。统计生命价值是对死亡可能性变化的评估，而不是人们为避免某种死亡所付出的代价或成本。死亡和受伤的估价对于估计与风险相关的成本至关重要。这不是在死亡或伤害上加标签的价格，而是在减少死亡或伤害的可能性上的价格，这个概念引出了统计生命价值（Value of a Statistical Life，VSL）。统计生命价值由 Schelling 于1968 年提出，他定义的统计生命价值（VSL）是人们为降低死亡风险所愿意支付的成本，或者人们因死亡风险提高而要求获得的赔偿。更具体地说，统计生命价值代表安全性改善的价值，即预期死亡人数减少一个的价值。预期死亡人数等于收入与死亡风险之间的边际替代率的总体平均值。

（二）统计生命价值的研究意义

尽管有许多迹象表明空气污染问题是造成严重健康损害的原因，但由于缺乏有关特定污染物的监测数据以及避免暴露于空气污染的家庭行为数据，难以量化这些问题。与国外发达国家相比，中国劳动力的统计生命价值被严重低估，各个行业的平均工资远远低于像美国这样的发达国家，导致中国统计生命价值估算结果远低于西方发达国家。人们应当越来越多地关注空气污染对统计生命价值的影响，通过对中国统计生命价值的重新测算，合理地评估劳动者的统计生命价值，进而回应人们关注的空气污染问题，并为改善当地环境和气候做出贡献。除此之外，将生命价值研究结果应用于环境保护领域，能更有效地评估政府的公共卫生健康与环境等管制政策的经济效益，有助于国家和政策制定者更好地实现健康和环境保护的目标。

三、Hedonic 模型的建立

亚当·斯密在《国富论》中提道："劳动者工资随工作的难易程度、

工作的整洁或肮脏、工作的光荣或不光荣而变化。"收入水平是否需要反映出工作场所的风险，从而增加补偿以接受更多风险，或者降低补偿承担较低的工作风险，这是一个重要的研究问题。该理论表明，在其他条件相同的情况下，就致命或非致命事故而言，具有更大风险的工作比危险程度较低的工作能获得更高的工资报酬。享乐主义价格理论解释了劳动者所获得的工资随工人特征（年龄、教育、人力资本）和工作特征（包括致命和非致命伤害的风险）的变化而变化。从理论上讲，死亡风险的微小变化对工资的影响应等于承担此风险的劳动者接受的工资补偿。

本研究借鉴 Grilliches 和 Rosen 的享乐主义价格框架，并参阅 Thaler 和 Rosen、Viscusi 和 Schelling、Bailey 的理论框架，实证分析框架如下：

$$\ln(wage_{it}) = f(GDP_{it}, EDU_{it}, AP_{it}, Death_{it}) \qquad (1)$$

其中，$i = 1, 2, 3, \cdots, 29, 30, 31$，代表省，而 $t = 2007, 2008, \cdots, 2015$，代表年份。$\ln(wage_{it})$ 代表对数工资，GDP_{it} 代表人均国内生产总值，EDU_{it} 代表教育水平，AP_{it} 表示空气污染物，$Death_{it}$ 代表每个省的年死亡率。

统计生命价值通过模型中的风险系数来衡量，并且对每种污染物（氮氧化物和二氧化硫）的影响分别进行计算，公式可描述如下：

$$VSL_i = [\beta_3 + \beta_4 \cdot E(D \times AP)_i] \cdot \overline{w_i} \qquad (2)$$

其中，VSL_i 代表省 i 的统计生命价值，β_3 代表空气污染物的系数，β_4 表示死亡率和空气污染物的交乘项的系数，$E(D \times AP)_i$ 代表死亡率和空气污染物交乘项的期望值，$\overline{w_i}$ 代表省 i 的收入平均值。

四、空气污染对统计生命价值的影响

贫困人口受环境污染的损害可能更大。例如，在经济欠发达的地区，贫困人口比例较高，按人均计算，宁夏、新疆、内蒙古和其他低收入省份比高收入省份（如广东省和东南部其他省份）受到人均空气污染的影响更大。

欠发达地区承受着较高空气污染的同时，也承担了较高的水污染。2003 年《国民健康调查》的分析表明，在中国农村有 5 岁以下儿童的低收入家庭中有 75% 的人无法使用自来水，而高收入家庭中只有 47%。这意味着低收入家庭更多地依赖其他饮用水源。实际上，收入较低的家庭中约有32%的家庭主要依靠地表水作为主要饮用水来源，而收入较高的家庭只有11%。这意味着农村贫困人口比非贫困人口承担地表水污染的风险要高得多。

空气污染对死亡率的影响如表1所示，氮氧化物、二氧化硫、一氧化碳、二氧化碳、PM2.5、PM10、氨气、非甲烷挥发性有机化合物、黑碳和有机碳对死亡率都有显著的正影响，这些污染物都造成了生命价值的损失，说明把空气污染考虑在模型中必不可少。其中，黑碳对死亡率的影响系数最大，说明黑碳的致命率最高，PM2.5、PM10、氨气和有机碳对死亡率的影响系数也较高。氮氧化物、二氧化硫、一氧化碳和非甲烷挥发性有机化合物对死亡率风险的影响也很显著。另外，二氧化碳属于温室气体的一种，较低的浓度并不会导致致命伤害，但是浓度过高、排放量过多会对气候环境造成巨大的影响，也对人们的健康造成一定的影响，所以二氧化碳对死亡率的影响系数最小。总体上来看，各空气污染物对死亡率的影响都显著为正，说明空气污染显著增加了死亡率。

表1　空气污染对死亡率的影响分析

Variable	Coef.
$NO_x \rightarrow death$	0.040***
	(25.368)
$SO_2 \rightarrow death$	0.051***
	(34.855)
$CO \rightarrow death$	0.010***
	(42.687)
$CO_2 \rightarrow death$	0.000***
	(28.139)
$PM2.5 \rightarrow death$	0.171***
	(46.164)
$PM10 \rightarrow death$	0.387***
	(39.487)
$NH_3 \rightarrow death$	0.186***
	(56.306)

续表

Variable	Coef.
VOC→death	0.034 ***
	(19.955)
BC→death	1.159 ***
	(47.265)
OC→death	0.717 ***
	(56.004)

注：***、**和*分别表示1%、5%和10%的统计学显著性，括号中的值表示t值，death代表死亡率，NO_x、SO_2、CO、CO_2、PM2.5和PM10、NH_3、VOC、BC和OC分别代表氮氧化物、二氧化硫、一氧化碳、二氧化碳、颗粒物、氨气、非甲烷挥发性有机化合物、黑碳和有机碳。

资料来源：《中国统计年鉴》《中国环境统计年鉴》和中国多尺度排放清单模型。

五、中国统计生命价值的区域差异分析

本研究使用2013年中国综合社会调查数据，对不同收入水平的地区分组进行回归分析，通过工资风险法估计不同组别在各空气污染物影响下的风险系数差异和统计生命价值差异。以氮氧化物、二氧化碳、PM2.5和PM10四种污染物为代表，对中国高收入地区、中等收入地区和低收入地区三大地区分别进行回归分析。从表2可知，在氮氧化物的影响下，高收入地区的死亡率风险系数为1.889，中等收入地区的死亡率风险系数为2.971，低收入地区的死亡率风险系数为3.243。在二氧化碳的影响下，高收入地区的死亡率风险系数为1.866，中等收入地区的死亡率风险系数为2.804，低收入地区的死亡率风险系数为3.179。在PM2.5的影响下，高收入地区的死亡率风险系数为0.762，中等收入地区的死亡率风险系数为2.029，低收入地区的死亡率风险系数为2.513。在PM10的影响下，高收入地区的死亡率风险系数为0.916，中等收入地区的死亡率风险系数为2.295，低收入地区的死亡率风险系数为2.731。可见，风险系数都是正的且显著，四种空气污染物影响下的风险系数基本一致。

在氮氧化物影响下中国三大地区的死亡率风险系数在高收入地区、中等收入地区和低收入地区分别为1.889、2.971和3.243。本研究以低收入地区的统计生命价值为基数，来探讨中国各地区统计生命价值及工资的合

理性。中国低收入地区工资较低，但是风险系数较高，说明在工资风险模型中，死亡率增高。高收入地区收入的增加幅度比低收入地区增加的幅度小，高收入地区应更加重视风险，提高工资补偿。

在二氧化碳影响下中国三大地区（高收入地区、中等收入地区、低收入地区）的死亡率风险系数分别为 1.866、2.804 和 3.179。与在氮氧化物影响下的结论类似，在二氧化碳影响下，中国低收入地区死亡率风险系数最高，中等收入地区的死亡率风险系数次高，高收入地区死亡率风险系数最低，随着死亡率的增加，工资增加最多的是低收入地区，工资增加最少的是高收入地区。可以得出结论：中国低收入地区对死亡风险较大的劳动者工资补偿最高，其次是中等收入地区，高收入地区对死亡风险较大的劳动者工资补偿最低。

在 PM2.5 和 PM10 影响下中国高收入地区、中等收入地区和低收入地区的死亡率风险系数大小与在氮氧化物和二氧化碳影响下的一致。

表2　氮氧化物、二氧化碳、PM2.5 和 PM10 影响下高、中和低收入地区的风险系数

风险变量	高收入地区	中等收入地区	低收入地区
NO_x	1.889 ***	2.971 ***	3.243 ***
	(8.351)	(19.163)	(22.759)
CO_2	1.866 ***	2.804 ***	3.179 ***
	(8.189)	(17.023)	(21.090)
PM2.5	0.762 ***	2.029 ***	2.513 ***
	(5.009)	(5.092)	(11.074)
PM10	0.916 ***	2.295 ***	2.731 ***
	(5.110)	(6.314)	(12.535)

注：***、**和*分别表示1%、5%和10%的统计学显著性，括号中的值表示 t 值。
资料来源：《中国统计年鉴》《中国环境统计年鉴》和中国多尺度排放清单模型。

2012 年中国的氮氧化物排放量较高的是山东省、河北省、广东省、江苏省、浙江省、山西省、内蒙古自治区、辽宁省和河南省。从氮氧化物排放量的空间分布特征来看，主要位于中国东部、北部以及南部的广东省。污染较高的省份人口分布较多、经济较发达，这意味着即使面临环境污染，人们仍然选择承担环境污染的风险，在经济较发达、收入较高的地区工作。但同时环境污染不成比例地分布在中国人口较少、经济较落后的地

区。例如，在 2012 年人口较少的内蒙古自治区的氮氧化物、二氧化碳、PM2.5 和 PM10 排放量较高，但是内蒙古自治区的收入水平并不高，污染较高的农村地区承受着较高的环境污染却只获得较低的收入。

自 1990 年以来，北京和上海等大城市的产业结构已从以传统制造业为主转型为以服务业为主，所以排放量降低，很多资本密集型产业转移到了河北省。河北省的主要工业行业包括煤炭、电力、钢铁、陶瓷、石油和制药等，都是高污染、高风险的行业，国家统计局（NBS）的数据显示，其中钢铁占 24.0%，焦炭占 14.5%。2011 年，中国 9% 的水泥在河北生产。这些工业行业会排放大量的空气污染物。河北省内非常密集的排放源是造成河北省空气污染严重的主要原因之一。河北省、山东省、河南省和山西省四个省的交叉地区人口稠密，工业化和城市化速度较快，这些工业行业造成的污染给四个省及周边地区的空气质量带来沉重负担。河北省和山东省的污染程度较高，导致北京市和天津市面临着空气污染的风险。然而，北京市和天津市劳动者的收入水平较高，而河北省和山东省劳动者的收入水平相比于北京市和天津市较低。在北京市和天津市，劳动者虽然承担较高的风险，但是获得的工资补偿高，而河北省和山东省的劳动者承担了较高的风险，却只获得较低的工资补偿，这有悖于工资风险法的假设前提，说明河北省和山东省应该提高对空气污染风险的重视程度，并且提高工资补偿。

通过计算得出，中国高收入地区的统计生命价值最高的是上海市，其次是广东省、浙江省、北京市、福建省、辽宁省、山东省和河北省，河南省最低。中国中等收入地区的统计生命价值最高的是江苏省，其次是天津市、山西省、内蒙古自治区、吉林省、江西省、安徽省和黑龙江省，湖北省最低。中国低收入地区的统计生命价值最高的是青海省，其次是贵州省、宁夏回族自治区、湖南省、甘肃省、陕西省、四川省、重庆市和广西壮族自治区，云南省最低。

同时，氮氧化物、二氧化碳、PM2.5 和 PM10 的排放量集中在中国的北部和中部地区，而统计生命价值较高的地区位于北京市、天津市和东南沿海省份，说明空气污染与统计生命价值分布特征不均衡，尤其是中部地区需要节能减排、提高福利，保障中部地区劳动者的生命健康和公平待遇，尽可能实现风险收益的合理性。

空气污染还会以其他方式对生产力产生持久的影响，比如导致植物矮化生长，降低农业生产率，减少城市对人才的吸引力，从而降低城市的竞争力。无论是对健康的影响、对生产力造成的损失还是对生态系统的破坏，污染造成的经济成本都在不断上升。据 2012 年世界银行发布的《2030 年的中国》，污染导致的死亡率和发病率上升造成的全年经济损失估计在 1000 亿美元到 3000 亿美元。绿色和平组织 2011 年发布数据显示，2005—2010 年，大气污染造成的与公共健康相关的经济损失估计超过 6000 亿元。公众健康受损并不是污染的唯一恶果。2010 年环境保护部门估计，污染使中国每年遭受 1.1 万亿元的直接经济损失，相当于 2010 年 GDP 的 2.5%。如果考虑到对森林、湿地和草地生态系统的破坏等间接损失，估计损失将升至 1.54 万亿元，相当于 2010 年 GDP 的 3.5%。酸雨是导致农作物和生态损失的重要污染源。酸雨的形成主要是由于化石燃料的使用增加而导致二氧化硫排放量增加，其对作物（主要是蔬菜作物）造成的损失超过 300 亿元，相当于农业产值的 1.8%。酸雨造成的损害也分布不均，对建筑物损坏的一半以上发生在广东省（24%）、浙江省（16%）和江苏省（16%），对农作物的伤害几乎一半发生在河北省（21%）、湖南省（12%）和山东省（11%）。2003 年急性水污染事故对商业渔业的影响约为 40 亿元。由于缺乏披露数据和足够的剂量信息，无法估算慢性水污染对渔业的影响。

六、结语

健康损害及死亡风险是多维的，健康风险造成的生命价值损失还包括相关的发病风险。之前的研究者已经发现了很多关于健康风险发病率溢价的证据，其中包括了对发病率、致命、非致命伤害以及潜伏期的影响。鉴于本研究使用的数据有限，仅仅揭示了模型框架内空气污染影响下的健康和生命价值损失。

本研究区分了不同的空气污染物对死亡率的影响，结果表明空气污染影响是死亡率风险评估的重要因素。除了相关的生命损失、健康损失之外，还存在其他福利损失，如对于各种类型的工伤，死亡风险的价值大大超过了发病风险的价值。为了更好地了解气候变化和空气质量作为风险因素对社会造成的环境和经济损害，本研究根据设定的模型评估了各种来源的空气污染物影响下的生命价值，提供了一个货币化的指标作为参考，引导企业和高污染行业减少空气污染排放，向低污染物或零污染物、零排放过渡，从而改善人们的健康状况。

参 考 文 献

［1］Launay F. 7 million deaths annually linked to air pollution ［J］. 2014, 22（1）: 53, 59.

［2］Grilliches Z. Hedonic price indexes for automobiles: An econometric analysis of quality change ［J］. The Price Statistics of the Federal Government, 1961: 137-196.

［3］Rosen S. Hedonic prices and implicit markets: Product differentiation in pure competition ［J］. Journal of Political Economy, 1974, 82（1）: 34-55.

［4］Thaler R. , S. Rosen. The value of saving a life: Evidence from the labor market, in household production and consumption ［J］. 1976: 265-302.

［5］Viscusi W. K. The value of risks to life and health ［J］. Journal of Economic Literature, 1993, 31（4）: 1912-1946.

［6］Schelling T. C. , M. J. Bailey, G. Fromm. The life you save may be your own ［R］. Problems in Public Expenditure Analysis : Papers Presented at a Conference of Experts, 1968: 127-162.

热点探讨

One Health：动物—人类—生态的共同健康

任雪荻[1]　董继红[2]

（1. 山西财经大学经济学院；

2. 中国国际工程咨询有限公司）

摘要："同一健康"（One Health）理念认为，人类的健康与其他动物及它们的生存环境密不可分，单靠某个健康部门的努力，不能防止或消除疫病隐患。人类健康、动物健康和环境健康的专家应该联合制定响应方案，并注重信息共享和联合行动。近年来，人类健康、动物健康和生态健康之间的明显脱节，导致新发与再发传染病的发病率不断攀升，食品安全、人畜共患病和抗生素耐药性等问题没有改善的迹象，新冠肺炎疫情的全球性暴发再次凸显"同一健康"理念的重要价值。本文通过系统梳理"同一健康"理念的提出背景、内涵、理论框架、实践进展与健康经济学视域下的"同一健康"等内容，旨在呼吁我国打造"同一健康"治理体系，在公共卫生体系构建过程中增强跨地域、部门、学科的合作与协调，整合完善与健康相关的法律法规体系，为打造人类卫生健康共同体、构建人类命运共同体做出贡献。

关键词：同一健康；健康经济学；健康治理

随着全球人口不断增加、活动范围不断扩大，世界经济贸易的全球化使得人类、动物、食品间联系较为紧密，环境污染、气候变化等因素增加了新发传染病在人和动物间发生的可能性，一些可传播给人类的动物疾病（如禽流感、狂犬病、裂谷热等）对全球的公共卫生造成威胁。据估计，60%的人类传染病为人兽共患病，75%的人类新发传染病（如埃博拉病毒、艾滋病毒和流感）源自动物，在恐怖分子有可能使用的制剂中，80%为人兽共患病病原。① 2012 年，一种新的中东呼吸系统冠状病毒（Middle East Respiratory Syndrome Coronavirus，MERS-CoV）被首次发现，据世界卫生组织（WHO）的报道，病例接触骆驼等动物传染源而感染的可能性较大。2013 年 3 月，中国疾病预防和控制中心（CDC）确认了一种新型 A 型禽流感病毒（H7N9），人会通过接触被感染的动物或接触被感染的动物污染的环境感染该病毒。

这一次又一次的事件让越来越多的人认识到人类、动物和环境健康是相互影响、相互制约的，动物、生态环境的健康直接关系到人类的健康，为应对和控制这些前所未有的、复杂的人畜共患病和食品安全问题，"同一世界、同一健康"的理念逐渐深入人心。

一、从概念到现实考量

（一）"同一健康"理念的提出背景

前人早已认识到动物、环境等因素可以影响人类健康，意大利医师 Giovanni Maria Lancisi（1654—1720）是世界上第一个提倡通过控制蚊子预防疟疾的人；德国病理学家 Rudolf Virchow（1821—1902）首次提出"人兽共患病"一词，并指出"人类医学和动物医学之间没有，也本不应该有明显的界线"。1947 年 James H. Steele（兽医学博士）在疾病控制预防中心开展了动物公共卫生研究，将这一概念发扬光大，随后动物流行病学家 Calvin W. Schwabe（1927—2006）在他的 *Veterinary Medicine and Human Health* 一书中，创造了"One Medicine"一词，强调了人类医学和兽医学之间的相似之处。

近些年，人类、动物、植物和环境之间的关系发生了巨大转变，这些变化使得部分新发传染病死灰复燃。越来越多的人意识到，这些疾病的控制必须依靠人类、动物和环境等各个部门、各个学科通力合作。为了应对全球人口级数的增长、聚集和环境加速变化，国际社会重树了"同一健康"理念，动物、人类及二者共生的地球成了"同一健康"的关注点。世

---

① Dhama K., Chakraborty S., Kapoor S., et al. One world, one health-veterinary perspectives [J]. Advances in Animal and Veterinary Sciences, 2013 (1): 5-13.

界动物卫生组织（OIE）、联合国粮农组织（FAO）及世界银行（WB）为了在区域及全球范围控制禽流感等人畜共患病及其他动物源性疾病，在2000年提出了"同一健康"（One Health）理念，旨在通过动物源性疾病的预防、控制政策以及措施的实施，促进动物卫生、环境管理及公共卫生等部门合作，从而保护公共卫生。实践证明，野生动物、家养动物、生态系统与人类健康密切相关，气候变化、食品安全等全球事件关联紧密，这类问题的解决需要诸多部门合作。

（二）"同一健康"的内涵与理论梳理

"同一健康"是多个健康相关学科和机构，在当地、国家和全球范围内共同努力下，为人类、家畜、野生动物、植物和环境达到最佳健康状态采取的一系列行动和工作模式。"同一健康"涉及的主要领域有：①医学：描述疾病病理学并且提高预防、诊断和治疗水平；②公共卫生：主要关注人群健康；③流行病学：主要研究疾病病因和危险因素；④人口学：为政治决策提供数据；⑤经济学：研究成本—效益最高的卫生资源分配方式；⑥其他领域，如社会学、人类学、发展科学、文化科学和法学等有助于研究健康的影响因素。"同一健康"致力结合人类医学、兽医学和环境科学改善人类和动物的生存、生活质量，通过多部门、多学科携手合作与交流，采用政策立法、宣传教育、研究活动等手段，实现人类的最佳公共健康福祉。

"同一健康"（也被国内部分研究者翻译为"全健康"）作为系统性思考和研究人类、动物、环境健康的新策略、新方法和新学科，其核心是在个体健康的基础上强调群体的健康和生态系统的健康，研究重点既包括人兽共患病，也包括比较医学研究——比较人和动物疾病的相似性，比较人和动物的共性和特性。[①]

瑞典同一健康组织（One Health Sweden）与同一健康倡议组织自主公益团队（One Health Initiative Autonomous pro bono Team）协作完成了"同一健康伞"的理论框架。在同一健康的"保护伞"之下，多学科、多部门

---

① 陈国强 . "全健康"理念：推进人类健康的新视角［N］. 中国科学报，2020 - 09 - 17（001）.

相互协作，实现不同的健康愿景与梦想。**健康分为三个层面：个体健康、群体健康、生态健康。**个体健康主要指每个人、动物、植物等的健康状况；而群体健康是指人、动物、植物等的整体健康，即公共卫生，通常采用发病率、患病率、死亡率等指标来体现；生态健康反映了陆地和海洋的生物、非生物，以及周围环境整体的健康状况，显示了人类活动、生态变化和健康之间的联系。三个层次以个体健康为基础，三者相互联系、相互影响。

二、"同一健康"的实践与进展

目前，"同一健康"的理念已被越来越多的国家和国际组织在健康治理过程中应用，为人兽共患病造成的卫生问题提供创造性的解决途径，比如澳大利亚、蒙古、秘鲁和坦桑尼亚等。特别是新冠肺炎疫情暴发以来，"同一健康"发展在全球范围内呈现加速趋势，国际上很多机构基于"同一健康"理念在疫情监测、病毒溯源等方面开展研究。

（一）国际实践与进展

2004年9月29日国际野生动物保护学会（the Wildlife Conservation Society）在纽约曼哈顿举办了医学和生态系统健康学术会议，在会上提出了"同一世界，同一健康"这个概念，并达成了12项"曼哈顿原则"，旨在更全面地预防流行性疾病，维护生态系统完整与生物多样性。2007年12月4日至6日在印度新德里召开的禽流感及流感大流行部长级国际会议的主题是"同一世界，同一健康"，实现人类、动物、生态共同健康繁荣。会上，世界卫生组织（WHO）、联合国儿童基金会（U-NICEF）、联合国粮农组织（FAO）、世界动物卫生组织（OIE）参与，世界银行（WB）和联合国流感协调员（UNSIC）积极响应，制定了"实现动物、人类、生态共同健康繁荣的全球战略框架"。2010年5月4日至6日，美国疾病预防控制中心与OIE、FAO和WHO合作，在美国石山举行了"以政策视角制定和完善同一健康实施路线图"为主题的石山会议，旨在确定具体7项行动，此举将"同一健康"的概念又向前推进了一步。

2011年2月14日至16日，第一届国际健康大会在澳大利亚墨尔本举行，来自 60 个国家的 650 多名与会者共同探讨推动"同一健康"方法的益处。建设"同一健康"的内容包括以下四个方面：一是改进基于风险的监测系统以应对人兽共患病和其他健康威胁；二是针对重点人兽共患病和其他健康威胁开展防控；三是一体化健康制度建设和人力资源开发；四是项目管理与监督评估。2013 年 1 月 29 日至 2 月 2 日，第二届国际健康大会与玛希顿亲王奖大会在泰国举行，会议鼓励跨学科合作，促进有关人类、动物和环境健康的有效政策制定。2016 年，11 月 3 日被确定为"国际同一健康日"。

（二）国内政策支持与行动

相比国际上设立的诸多"同一健康"政府机构、国际组织、教育和研究机构、研究基金等，我国还没有与"同一健康"直接相关的政府机构。经过几次机构改革，人的健康仍然是卫生部门管，环境仍然是环境部门管，动物健康则分为农田里的动物和森林里的动物并归属不同部门管。因此，我国开展"同一健康"理论与实践研究具有紧迫性和必要性，需要政府及社会各界广泛重视与大力投入。

2016 年 8 月 19 日至 20 日的全国卫生与健康大会上，习近平总书记明确指出"没有全民健康，就没有全面小康"，把人民健康放在国家优先发展的战略高度，健康是拥有强大综合国力和可持续发展能力的前提和基础，实现全方位、全周期维护和保障人民健康，树立大卫生、大健康观念，站在全局的、长远的、整体的角度审视我国卫生与健康事业，加快转变健康领域发展方式，实现健康与经济、社会良性协调发展。① 全民健康不仅仅依赖国家医疗卫生系统，它更是一个全方位、全民动员的活动。

2016 年 10 月，中共中央、国务院正式印发了《"健康中国 2030"规划纲要》，其中"第十五章：保障食品药品安全"指出，健全从源头到消费全过程的监管格局，严守从农田到餐桌的每一道防线，让人民群众吃得安全、吃得放心。"第十六章：完善公共安全体系"指出，健全口岸公共卫生体系，提高动植物疫情疫病防控能力，健全国门生物安全查验机制，有效防范物种资源丧失和外来物种入侵。"第二十一章：深化体制机制改

---

① 习近平：没有全民健康就没有全面小康 [EB/OL]. 中国新闻网，2016-08-10.

革"指出，把健康融入所有政策，加强各部门、各行业的沟通协作，形成促进健康的合力。此外，"健康中国"战略从人力资源建设、健康科技创新、健康信息化服务、健康法制、国际交流等方面提出了发展的战略方向，与"同一健康"理念与实践体系非常契合，也表明"同一健康"理念可完全融入"健康中国"战略中。① 与"健康中国"的全面性不同的是，"同一健康"更侧重于在动物源传染病防治领域加强人—动物—环境的跨部门协作、跨学科建设以及跨地域协同，以期通过对整体环境的改善和对新的疫病的监测来达到提升人的健康水平的目的。

三、健康经济学视域下的"同一健康"

健康经济学奠基于 Arrow（1963）的经典论文，论文从健康医疗服务的不确定性和信息不对称出发，深入探讨了医疗卫生服务产业中相关经济学研究的特殊性。专注医疗卫生体系内部议题的健康经济学研究可称为狭义健康经济学，主要应用经济学基本原理和计量方法研究医疗卫生领域的一系列相关问题。其中涉及医药卫生服务体系的研究包括医疗服务供给、价值与经济评价，以及医药市场竞争与管制等议题，医疗保障制度方面则涉及医疗保险最优个人支付设计、医疗保险支付方式、保险市场与社会保障等议题。有关健康行为的研究也随着老龄化和慢性病的增加而日益受到关注。行为经济学和社会学的理论与方法也越来越多地被应用到健康经济行为分析中，包括时间偏好不一致、夸张贴现以及冲动暗示等非理性行为理论。行为经济学的实验方法、社会心理学以及生命科学或生物经济学中的基因和神经系统等理论和成果也在健康经济学的各个领域中得到应用。随着健康经济学研究对象的不断拓展，研究议题不再局限于医疗卫生体系内部，而是扩展到自然环境、社会因素以及个人保健等诸多领域。

"同一世界、同一健康"的理念强化了对"人—生物—自然"共生、健康风险共担等问题的认知和持续关注，多样性、跨学科、综合性的研究使得健康经济学进一步动态发展并拓展了其研究范畴和范式。"同一健康"作为健康经济发展的重要一环，是解决人兽共患病造成健康问题的创造性

① 中共中央 国务院．"健康中国2030"规划纲要［Z］．2016-10-25．

途径。保护和善待野生动物关系到公共卫生安全和生态安全。现阶段，对"同一健康"的重视程度在不少健康经济领域仍然较低，本文在广义的健康经济学框架下对"同一健康"的经济分析基础与经济价值做了初步的探讨，并试图寻找促进健康议程向前发展的更为广泛的参与途径与方式。

（一）"同一健康"的经济分析基础

1. 基于系统分析观的"同一健康"

从 1970 年开始，医学哲学就对人类生理健康、心理健康、社会适应性等多个领域开展研究，人类、动物和环境也常被归在一个系统探讨种群健康和公共卫生问题，必须在系统分析的框架下（既包括人体系统也包括生态系统）才能更全面地探讨和解决人类健康问题。基于生态系统的"同一健康"概念被逐步提出，在不同语境下有时也被称为"全健康"。它关注生态系统整体的全健康，强调协调自然生态系统和人类社会发展之间的矛盾，认为人类—动物—环境是一个整体系统，人类活动、生态变化和健康之间是互相关联、密不可分的。这样，"同一健康"的研究既着眼于人类健康不受病变生态系统威胁，又能够从健康生态系统可持续地获取人类需要的生态产品和生态服务价值（包括人类直接从健康生态系统获取和人类通过生态系统健康管理获取），最终实现社会—经济—自然协调健康发展。

2. "同一健康"的外部性与风险共担

当某一个实体的活动以市场机制之外的某种方式直接影响他人的福利时，这种影响就被称为外部性。基于上述分析，人类的健康将受到动物疾病、环境恶化与生态系统破坏等方面的威胁，与此同时，人类社会经济活动也会改变动物健康与生态平衡。由于"人类—动物—环境"间的内在关联，这三个层面的健康发展都将为彼此带来正向或负向的外部性。健康作为一种介于纯粹公共品与纯粹私人品之间的准公共品，需要人类、动物和环境健康众多行为者的共同参与，从"人—动物—生态系统"三个不同的层面着手，共担健康风险。对于人类来说，从生态层面（包括动物与环境等）预防疾病仍然是保护公共健康的最有效和最经济的方式，可以在过去经验的基础上，整合新的控制方法，并建立新的伙伴关系以减少此类疾病的威胁，从而达到维护人类健康与生态环境平衡的最终目的。

（二）"同一健康"的经济价值

将健康与其他社会因素结合在一起，研究健康作为一种资源在社会中的作用，那么经济学的研究体系可以适用在"同一健康"领域，并且延伸到其他相关领域中，"同一健康"与医学、管理学、环境学等相关学科的相互交叉，形成了以"同一健康"的经济价值为核心，利用经济学的分析方法，借鉴相关跨学科分析工具的分析框架。

1. "同一健康"通过降低风险活动带来的非市场价值评估

由公众、无政府组织（NGO）和私人机构组织，通过宣传远离、遏制、减少或消除人畜共患病病原体来促进健康，这一举措的最终结果是避免或减少人和动物的患病概率。该结果能够在技术条件内得以衡量（例如人类病例数减少或动物群体患病率降低），并能运用已确立的经济学量化方法转变价值。通常来说，"同一健康"降低风险活动带来的是非市场价值，例如人类伤亡的减少、消费者的信任感、动物福利的改善或动物物种的保护，这些非市场价值可以通过条件价值评估法等经济学理论方法比较变化前后的边际成本和收益，衡量所产生的价值。

2. "同一健康"通过优化资源分配产生最大社会经济效益

为战略性地降低地方性人兽共患疾病的风险，增加每个资源单位所获得的利益，从而增加社会整体的经济效益，需部门性或整体性实施干预，要求多个部门共同参与，并从社会整体水平上观察其获得的效益。例如，蒙古因缺乏对牲畜布鲁氏菌病的有效监控，布鲁氏菌病发病率每年达万分之六（Roth et al.，2003），为此，经济学家开展了为期10年的有关牲畜疫苗接种项目的动物健康效益评估。基于成本—效益分析的结果，该项目对动物实施的布鲁氏菌病疫苗接种效果甚微。然而从公共卫生角度看，如果根据所得的收益将疫苗接种项目的成本分摊到各个部门，对牲畜患布鲁氏菌病的控制将是一种高效干预，用低于25美元的成本便可获得一个伤残调整寿命年。

3. "同一健康"通过卫生管理机构的构建缓解市场失灵

人兽共患疾病对社会造成的负面影响是间接的，如果市场的价格机制没有充分考虑到社会成本和外部性，那么除非社会规划者进行干预，否则它们可能会导致市场失灵并造成畜牧行业（甚至个别的县级政府）对这些疾病的预防和控制不足。推动"同一健康"向前发展需要卫生管理组织构建合适的组织制度、分配和管理资金方案等，在可持续农业和农村发展、环境保护和社会经济的可持续发展等方面不断尝试与努力。

四、基于"同一健康"的中国健康治理

健康是全球共同关注和关心的话题和焦点。2016 年习近平同志在全国卫生与健康大会上强调：健康是促进人的全面发展的必然要求，是经济社会发展的基础条件，是民族昌盛和国家富强的重要标志，也是广大人民群众的共同追求。近年来随着"同一健康"理念深入人心，中国在推进健康治理的过程中，应逐步落实"同一健康"行动。

（一）推进健康治理需要进一步认同和推广"同一健康"

近些年，中国的健康治理在诸多领域虽取得重要进展，但与发达国家相比仍存在一定差距。随着中国卫生与健康事业改革进入攻坚克难关键时期，要彻底解决健康服务供给主体单一、公民健康教育和健康促进不够等问题，就要进一步认同和推广"同一健康"理念，传承与弘扬中国传统文化"人与自然合为一体"的思想，借助互联网、移动社交平台等新媒体做好"同一健康"宣传工作，保障"同一健康"在中国的有效实施。

在 SARS 疫情之后，我国政府高度重视新发传染病的防控工作，围绕传染病防治开展了系列国家重大项目，显著提高了新发传染病病原体早期识别、疫苗快速研发、疾病预警和诊治能力，并成功防控了 2013 年人感染H7N9 禽流感病毒疫情。在新冠肺炎疫情防控方面，中国的发病率、死亡率均低于全球水平。为了有效防范化解公共生物安全和重大突发公共卫生风险，推动新发传染病防控、抗菌素使用监管等一系列活动，中国应全面贯彻"同一健康"理念，以政府治理体系和治理能力建设为切入点，在体制机制创新、跨学科联合研究、人才培养、国际合作等方面打造具有全球引领示范意义的"同一健康"治理体系，这是在新形势下解决人类面临复杂和突出健康问题的有益实践，是在新常态下建设生态文明、实现美丽中

国的重要抓手，是推动人与自然和谐发展的重要探索。

（二）打造中国"同一健康"治理体系

"同一健康"治理体系强调社会各领域的健康管理，以提升人民健康水平为核心，强调从生理到社会的"同一健康"内涵、从政治到生态的"同一健康"领域、从个体到国家乃至全球的"同一健康"层次、从政府到公众的"同一健康"主体、从事物和人生全过程到全世代可持续发展的"同一健康"过程。中国"同一健康"治理体系的建设可以从以下几方面做起：

1. 建立"同一健康"管理体制与组织机构，切实解决民众健康问题

一是普及健康生活、优化健康服务，从疾病的预防和治疗到慢病和重大传染病防控，强化覆盖全民的公共卫生服务，实施健康扶贫工程，创新医疗卫生服务供给模式。二是完善健康保障，通过健全全民医疗保障体系，深化公立医院、药品、医疗器械流通体制改革，加强各类医疗保障制度整合衔接，改进医疗保障管理服务体系，实现医疗保障能力的长期可持续发展。三是建设健康环境，开展大气、水、土壤等污染防治，加强食品药品安全监管，强化安全生产和职业病防治，建设健康城市和健康村镇，最大限度地减少外界因素对健康的影响。

2. 增加人兽共患病和其他新发传染病的科研投入

人类要控制或消灭一种传染病，必须先对这种病进行全方位的研究，搞清病原体的本质、传播途径及其对机体的作用机制，进而建立健全高效的检测、监测、诊断机制及有效的预防（疫苗）系统，这就需要加大对科学研究和预防体系建设的投入，尤其是对卫生机构和兽医防疫机构的建设投入，培养高科技人才，研发新技术，建成多学科、多层次的预防体系，加强对各类疫病的预警和反应能力。

3. 加强国际合作，筑基人类命运共同体

中国作为世界上最大的发展中国家，在大力推进国内经济社会建设的同时，也建立了有中国特色的大国外交，在人类命运共同体的构建中发挥了重要作用。尤其是近年来我国"一带一路"合作倡议的提出和实施，使

得我国同"一带一路"沿线国家的国际关系更加紧密。"一带一路"大健康产业研讨会、医疗救援"健康丝路"、国际健康联盟等会议展示了我国为全球健康的实现所做的重要贡献，彰显了我国在人类命运共同体构建中的大国责任与形象。中国"同一健康"的发展将有助于探索国际健康合作与评估新模式，使我国在卫生与健康领域国际合作中发挥中国特色优势，加快全球健康发展进程。

参 考 文 献

［1］Lucas Rocha-Melogno, Olivia Ginn, Emily S. Bailey, et al. Bioaerosol sampling optimization for community exposure assessment in cities with poor sanitation: A one health cross-sectional study［Z］. 2020: 738.

［2］Konkel Ali, Kates Ashley, Knobloch Mary Jo, et al. One health: Farmworker perceptions of antibiotic resistance and personal protective practices on wisconsin dairy farms［Z］. 2020, 41（S1）: s448-s449.

［3］Ashour H. M. One health—People, animals, and the environment［J］. Clinical Infectious Diseases an Official Publication of the Infectious Diseases Society of America, 2014（10）: 1510.

［4］Usui Masaru. One health approach to clostridioides difficile in Japan［J］. 2020, 26（7）: 643-650.

［5］宇传华, 刘晓雪. 同一世界, 同一健康［J］. 大众健康, 2020（5）: 29-31.

［6］庞素芬, 袁丽萍. 世界动物卫生组织"同一健康"理念和实践［J］. 中国动物检疫, 2015, 32（10）: 58-60.

［7］段肖慧. 健康保险的减贫效果研究［D］. 西北大学, 2018.

［8］毛振华, 王健, 毛宗福, 郭敏, 袁雪丹. 加快发展中国特色的健康经济学［J］. 经济研究参考, 2020（6）: 99-112.

［9］张田勘. 同一世界 同一健康［N］. 中国医药报, 2015-07-07（006）.

［10］杨立华, 黄河. 健康治理: 健康社会与健康中国建设的新范式［J］. 公共行政评论, 2018, 11（6）: 9-29+209.

［11］孙娟娟. 食品安全的立法发展: 基本需求、安全优先与"同一健康"［J］. 人权, 2016（5）: 59-72.

疫情暴发后精准医学冷思考

刘沐芸

（个体化细胞治疗技术国家地方联合工程实验室）

摘要： COVID-19① 疫情暴发之前，西方的临床医疗体系一直为世人所称道，以患者为中心的现代医疗体系，围绕着患者临床需求进行资源配置，实现患者的最佳治疗效果。但在疫情大流行时，可能以社区为中心的基层医疗体系应对起来更为高效。

关键词： 疫情；精准医学；预防医学和公共卫生

COVID-19 在意大利暴发后，过多患者涌入医院导致医疗系统的"崩溃"，出现恶性循环，致使死亡人数急剧攀升。面对突发疫情，处于一线的医生发出疑问，我们是否需要重新思考医疗体系和临床医学的发展走向——重视家庭医生、大众医疗以及公共卫生体系的建设，而非只关注"以病人为核心"的医疗体系建设。

COVID-19 疫情暴发之前，西方的临床医疗体系一直为世人所称道，以患者为中心的现代医疗体系，围绕着患者临床需求进行资源配置，实现患者的最佳治疗效果。但在疫情大流行时，可能以社区为中心的基层医疗体系应对起来更为高效。

近年来，随着生命科学研究的深入，我们对生命和疾病的理解和认识也不断下沉到更细分的领域，分子遗传学和组学的发展推动临床医学诊疗进入精准医学领域。精准医学结合了生物学、组学和临床表型等研究领域，进而将临床疾病在分子、组学水平进行细分，为每一个细分领域里很

---

① COVID-19 为 2019 冠状病毒病，也就是新型冠状病毒肺炎。

少的患者定制治疗方案。也可以将精准医学通俗地理解为，在正确的时间，给予正确的患者实施正确的治疗方案。

如若不是此次 COVID-19 疫情的集中暴发，我们几乎要遗忘了，还有一门注重更多人健康（population-based）与疾病预防干预的人口健康医学，又称为公共卫生医学的学科。那究竟哪一种对我们的健康促进更有益呢？

精准医学的流行始于 2015 年奥巴马以国情咨文形式宣布的"国家精准医学计划"，此后便获得全世界的重视。我国自此也建立了不少精准医学中心。但是，即便时不时有精准医学领域"重大突破"被宣布，这些突破到目前对大众健康的真实益处还难以定论。

公共卫生的进步对大众健康的促进是显而易见的，比如 1900—1950 年，随着清洁水与安全有营养的食品的普及、感染性疾病的防控、戒烟运动等公共卫生措施的实施，人类平均寿命延长了 20 年。生物医药的进步又将人类寿命延长了 10 年，比如更好的诊疗工具、新药研发等为心血管疾病和癌症提供了更好的诊疗方法等。

人类基因组计划的成功实施促进了精准医学的发展，同时深化了人们对生命在分子遗传学和组学水平上的理解。人类基因组计划是由政府出资 30 亿美元，旨在从分子遗传学水平上解读生命奥秘的科学探索工程。该计划由来自不同国家从事基因组学研究的单位和个人参与，并且首次在生命科学领域采用了大科学的组织形式。

2000 年，人类基因组计划完成，标志着基因科学将为临床疾病带来从诊断到治疗的革命性创新。后来证实，也确实如此。从国际基因组学领域的进展来看，从资源投入到研究、培训、技术发展以及实施进度等，均取得进展。分子遗传学领域研究成果的转化应用，也不断挑战传统的医疗体系，并极力推动现有医疗体系重新配置资源以适应新的发展需求。将精准医疗作为基础而形成的以病人为中心的临床医疗体系，是否需要进一步评估？如何平衡精准医学和大众医学（Population-based Medicine）的发展？

美国 NIH 2020 年近一半的预算都投入到与组学相关的研究中，但投入到预防与公共卫生领域的预算却少得可怜。这次，COVID-19 的暴发是否能使该情况有所改善呢？

　　研究数据表明，自 1968 年以来心血管疾病的死亡率下降，自 1990 年以来癌症的死亡率下降，均是受益于公共卫生和预防医学的发展进步。当然，不可否认，组学的发展开启了一个新的前沿领域，但机会成本也是巨大的，尤其是临床医学发展范式一味地受其影响而偏离了公共卫生和社区医疗。此次意大利疫情期间，整体医疗体系的应对崩溃就反映出这种偏离带来的后果：面对大量的患者突然涌入医院，临床医护团队从理念、应对处理流程到同时应对多个重症患者的有序处理等方面都表现出应接不暇和应对不足。

　　其实，不论是平日的疾病诊疗，还是疫情暴发期的临床救治，分层分级的预防医学和公共卫生都不可缺少。可以将分子遗传学和组学等科学发现与研究成果用于疫情防控和公共卫生的建设与能力提升中，比如此次疫情期间，迅速开发出核酸检测试剂、成功研发疫苗以及追踪病毒突变等，均得益于人类基因组计划开展以来的突飞猛进的组学技术和不断迭代的测序工具。但整体的临床医疗体系，似乎不应仅仅包含精准医学。

参 考 文 献

　　[1] Ten great public health achievements: United States, 1900-1999 [J]. The Morbidity and Mortality Weekly Report, 1999, 48 (12): 241-243.

　　[2] The human genome project [J]. National Human Genome Research Institute, 2020 (12).

　　[3] National institutes of health research [DB/OL]. https: //allofus. nih. gov.

回归社区：依托社区的居家养老

魏 伟[1] 钟若愚[2]

(1. 深圳信息职业技术学院；

2. 深圳大学中国经济特区研究中心)

摘要： 居家养老是为弥补我国家庭养老功能弱化而出现的一种以社区服务为主的养老方式，它利用家庭、个人、国家、非营利组织和市场的共同参与，为居住在家的老年人提供生活照料、康复护理和精神慰藉等方面的服务，是我国当前应对老龄化危机最好、最为经济的一种养老方式。然而，由于我国居家养老发展起步较晚，在实践中存在着居家养老服务受惠面小、服务类型单一、资金短缺、为老队伍建设存在困境及养老社区开发困难等现实阻碍，影响了我国居家养老服务的可持续发展。本文对居家养老服务发展的现状和问题进行梳理和分析，旨在找出可行性解决路径。

关键词： 社区；居家养老；发展困境；可行性分析

一、社区居家养老提出的背景

随着我国全面步入老龄化社会，养老已成为全国人民共同关心的社会问题。如何推动养老服务业健康、可持续发展，确保老年人"老有所养、老有所乐"，已成为我国社会经济发展和社会民生改善的重大课题。

我国老龄化问题相当严重。根据国家统计局数据，2019年末我国人口总量达到14亿人，60岁及以上老人占总人口的18.1%，与2018年末相比，老年人口比重持续上升，老龄化速度持续增长。与人口老龄化对应的是，受我国计划生育政策影响，人口出生率呈现显著降低趋势，尽管二孩政策已经放开，但人口出生率并不及预期，可能长期仍将处于下降趋势。

老龄化、少子化所带来的问题使传统的"养儿防老"家庭养老功能逐渐弱化。同时，总人口中劳动力数量也将呈现绝对或相对减少，而相应的需要供养的老年人增多，这不仅会影响到我国经济增长的潜力，影响到养老金的支付，同时还会大大提高劳动力成本。

另外，我国城乡空巢家庭问题日益突出，尤其在部分大中城市更为明显。据全国老龄工作委员会办公室发布的数据，预计到2050年，我国的高龄老年人、无子女赡养的老年人、生活不能自理的老年人人数都将增加，有超过一半的老年人处于独居状态，无子女照顾。

近年来，各级政府高度重视养老问题。可以说，养老问题不仅是衡量一个国家社会保障体系是否完善的重要标志，也是涉及家庭内部和谐、民生福利、养老服务转型、养老服务消费、能否实现新的经济增长点及社会全局稳固发展的大问题。目前，在传统家庭养老功能日益弱化的背景下，解决养老问题的基本模式主要就是居家养老和机构养老两种，而不论是发达国家，还是第三世界国家，居家养老都是一种主流模式。尤其从经济逻辑的角度分析，居家养老是一种最经济的公共消费和善用社会有限资源的办法，因为它不是以牺牲家庭成员特别是配偶和子女的幸福、降低自身生活质量为代价的，西方国家在推行居家养老模式时都是以社区照顾作为补充方式。

因此，我国自2000年以来也开始推行居家养老，把政府提供的养老保障服务和家庭居住养老及社区服务结合起来，形成了大量具有地方特色的居家养老模式。

二、居家养老发展的现状

居家养老最早源自英国，是为了方便老人留在家里和社区，由社会提供服务的相对专业的一种养老方式。居家养老与家庭养老和机构养老之间既有联系也有区别。和家庭养老相比，居家养老强调尊重老年人的生活习惯，养老住所可以选择在家庭。居家养老并不是以牺牲家人的时间、幸福为代价，强调社区照顾的适宜性和专业性，成为子女赡养老人的补充。与机构养老相比，居家养老使老年人既能够享受到社会化的照顾方式，同时也依然可以保留家庭养老的温馨和自由。

（一）居家养老政策的发展演进

居家养老服务政策是随着国家对老年人问题的认知而不断发展演进的，整体上来说，我国的居家养老服务政策呈现以社区服务为主导的社会养老服务态势。其政策演进过程大致经历三个阶段：

第一阶段是居家养老服务政策的起步阶段（1980—2000 年）。起步阶段只是从政策上明确了居家养老服务的社会化理念，并且强调了要和基层社区相结合。全国老龄工作委员会在 1983 年的《关于老龄工作情况与今后活动计划要点》中首次以国家政策文件的形式提到居家养老服务。之后，卫生部也出台了在社区层面开展对老年人的医疗服务意见，这为以后居家养老的医疗服务提供了政策支持。2000 年民政部《关于加快实现社会福利社会化的意见》中明确强调了居家养老服务在养老服务发展中的基础地位。

第二阶段是居家养老服务政策的形成阶段（2001—2007 年）。在这一阶段，全国老龄工作委员会发布了《中国老龄事业发展"十五"计划纲要（2001—2005 年）》，明确了我国老年照料服务体系建设的特点即依托社区，形成政府、社会、家庭和老年人自身多方力量结合的经济供养体系，并且通过鼓励发展居家养老服务业来带动社会福利服务体系发展建设。

第三阶段是居家养老服务政策的快速发展阶段（2008 年至今）。2008 年，我国多部门联合出台的《关于全面推进居家养老服务工作的意见》中明确规定了居家养老服务的内容，并强调了支持居家养老服务的配套措施。2013 年，国务院印发的《关于加快发展养老服务业的若干意见》中明确指出养老服务业发展的重点方向即大力发展居家养老服务网络，推进医疗卫生与养老服务相结合。

（二）居家养老服务的发展概况

我国居家养老服务在实践中因城市不同、地区经济发展水平不同呈现较大的差异，在一些发展水平较高的大中城市和社区较早展开了探索，积累了丰富的居家养老服务经验，也形成了富有地方特色的居家养老服务模式。这些居家养老服务模式有的行政化色彩较浓，有的倾向于市场化方向，在实践中引入竞争以提高效率，但整体上都是行政化、社会化和市场化某种程度的有机结合。行政化、社会化和市场化是特定经济水平、社会发展和政府政策下的客观现实，或者说是制度主体博弈均衡的结果，不存在优劣之分，行政化的居家养老服务也可以颇得民心，但随着经济社会发展，市场化是最终方向。

具体来说，比较有代表性的居家养老模式有：

一是以服务标准化著称的杭州上城区，其特点是从服务对象到工作内容都制定出量化的标准，并以规章制度确定下来，不仅提高了工作效率，还提升了服务质量。

二是宁波海曙区的政府购买服务。这是典型的由政府出资，向非营利组织购买居家养老服务的模式，此模式每天为辖区内几百余名高龄和独居的困难老人提供服务。

三是代币券模式。上海的养老政策"因类而异"：对特别困难和有特殊贡献的老人实施政府购买服务；对低保、高龄等困难老人则采取政府补贴服务费用的方式；对身体较好和有一定经济支付能力的老人进行优惠抵偿的市场化服务。"居家养老服务券"按一年12个月、每月1张发放，并对应不同等级的服务补贴。

四是"民办公助"和"公办民营"的市场化模式。深圳市构建高水平"1336"养老服务体系实施方案（2020—2025年），"1336"养老服务体系是指搭建一个全市统一的智慧化养老服务管理平台，凝聚政府、社会、家庭三份力量，做实政府保障基本、居家社区联动、机构专业照护三种服务，做强市、区、街道、社区、小区、家庭六个层级。以标准化建设为切入点，逐步形成与国家标准体系协调配套的养老服务"深圳标准"。坚持品牌化发展，鼓励养老服务机构连锁化、规模化运营。归结起来，各地居家养老市场化运作经验主要有：政府出台各种法规，从政策上鼓励社会力量创办社会福利机构，实行标准化建设、企业化管理和社会化服务。此外，北京月坛的"无围墙养老院"、大连沙河口区的家庭养老院以及杭州市劳动和社会保障局对企业退休人员的社会化管理等也比较突出。

整体上来说，中国目前城市居家养老服务多为政府购买，民间组织提供服务或街道、社区承办的模式，在发展阶段上还处于初级阶段，难以适应国家改革发展、人口老龄化的趋势及满足老年人提高晚年生活质量的要求。目前居家养老服务发展还存在以下问题：社区发展程度低、服务种类单一，政府职能缺位、越位，服务人员素质较低、队伍不稳定，服务资源缺少有效整合等。

三、社区居家养老发展的困境

居家养老作为一种社会福利政策，从政策出现到具体实施，政府都扮演着重要的角色。然而随着经济社会发展，公共服务产业主体的地位和作用会逐渐改变，公共服务供给机制中行政化、社会化、市场化的组合会不断调整，从而最终走向公共服务产业的发展和完善。中国目前城市居家养老服务多为政府购买服务，民间组织提供服务或街道、社区承办的模式，"民办公助"和"公办民营"形式的居家养老市场化方式也在一些地方开展，取得了有益经验。但整体而言，居家养老在我国的发展面临以下三方面困难：

（一）政府资金支持居家养老服务存在阻力

政府在居家养老服务政策及具体实施整个过程中都扮演着重要角色，是促进养老服务发挥保障性、公益性功能的主体，但政府资金主要为生活困难者提供，资金总量较小，补贴水平较低，在长期持续的过程中能够发挥的力量有限，需要多渠道筹措养老资金，从而推动养老服务由补缺型向适度普惠型转变。目前，我国的养老服务试图走政府倡导资助、社会力量广泛参与的社会化道路，但效果还不理想。这主要是由于居家养老服务在我国具有准公共品的福利性质，政府与市场在合作的过程中存在双双"失灵"现象，存在"公益"与"盈利"的博弈较量。资金短缺不一定是所有问题的根源，但在我国几乎所有的民办养老服务机构都面临一定程度的财务危机。由于生存状况不佳，无法有效促进养老事业以及产业的健康发展。

（二）养老队伍支持居家养老服务存在阻力

资金解决的是经济保障问题，而日常照料和精神抚慰涉及的则是服务保障问题。鉴于老年群体的特殊性，现实情况是养老专业人员和服务人员极其稀缺，即使放宽条件还是难以招到护理人员。居家养老强调专业化、社会化服务，这对专业人才的要求更高。随着刘易斯拐点的到来，未来的护工成本将更加高昂。在我国,城市中的养老护理员更多地依靠农村进城务工人员,但随着劳动力短缺问题的凸显,养老护理员短缺问题也日益严重。在广大农村地区,受城镇化、工业化影响,大批年轻劳动力进城务工,"空心化"问题严重,农村的养老护理人员短缺问题会更加严峻。对于社区居家养老而言,目前仍旧主要依靠非专业人员。居家养老护理员往往没有经过专业的养老服务培训,工作内容仅限于上门提供保洁服务、帮老人买菜送饭、陪老人聊天等简单工作,不能为失能、半失能等真正需要照料的老年人提供服务。这主要是因为养老护理员专业化程度普遍较低,职业发展通道较窄,缺乏上升空间,待遇也普遍较低,岗位缺乏吸引力。

(三)我国养老社区发展面临阻碍

社区作为居家养老发展的重要载体在我国面临着诸多困境。养老社区的开发运营在国外发达国家已经比较成熟,但在我国还是比较新兴的养老模式,虽然采用社会化开发运营模式,但它仍然具有福利性。目前,我国针对这种养老形式的政策还不是特别明晰,使开发商在项目立项、审批、资金筹措及税费减免等方面没有统一的政策支持,因此不敢贸然进入,而这必然会影响到养老社区建设的社会化开发运营。另外,养老社区引入一般的开发商参与建设管理,但本身又不同于一般的房地产项目,它不仅包括住宅本身,还包括许多服务配套项目,总体造价比普通房地产项目要高出很多。养老社区作为一项福利性工程,不能完全以盈利为目的,但是开发企业并不是公益型企业,这两者之间需要一定的调和和平衡。所以,准入门槛高、盈利点少、长期投资收益的不确定性都是养老社区健康持续发展的困难所在。

四、社区居家养老可持续发展的可行性分析

养老金来源的保证是实现居家养老可持续发展的首要前提,而正规照料服务的可获得性代表着老年照料服务需求的满足水平。根据我国居家养老发展存在的困境,结合我国经济发展水平和老龄化现状,提出以下几个解决路径:

一是培育和激励依托社区的居家养老,实现政府、市场、社会和家庭

各方养老资源协同运作。

二是加大财政投入比例，拓宽资金支持渠道，加快老年照料市场化进程，借助资本力量并树立养老混业运营战略理念，不仅仅局限在保健、医药等少数领域，更要在老龄用品、老龄金融及老龄地产等领域发力，实现老年产业的新发展，建立养老金长效保障机制，缩小养老资源供给的地区差异。

三是推进为老服务队伍基础和专业分层建设，必要时开放移民政策，拓宽劳动力来源。

四是完善社区在居家养老中的支撑功能。我国已经确立了"以居家为基础、社区为依托、机构为补充"的社会养老服务格局，这是符合国际上"就地安养"的基本理念的。贴近社区的养老服务设施，可以让老年人尽可能留在熟悉的环境中，也为家属及时探望、照料老年人提供便利。创造适合老年人生活的环境是鼓励、支持老年人独立生活的重要措施。在新建小区中，要充分考虑老年人的需要，提前做好规划。更为重要的是，要积极对城市现有老旧小区进行适老化改造，满足现有老人的实际需要。

五是奋力发展科技创新，嵌入"互联网＋智慧居家养老服务"模式，形成覆盖全生命周期的智慧健康养老产业体系，不仅解决养老存量难题，还可以减缓增量问题，优化人力并提升照护服务质量。

六是加强需求调研，制定养老体系科学发展规划。养老服务体系规划应当建立在充分的需求调研的基础上。以日本为例，20 世纪 80 年代末即组织每个市町村进行详细的需求调查，据此制定《老年人保健福祉推进十年战略》（黄金计划），但后来发现"黄金计划"所做的规划不能满足快速老龄化的要求，于是根据新的调研结果制定"新黄金计划"，之后的"黄金计划 21"等也都是在详尽的需求调查的基础上做出的。近年来，我国确立了"以居家为基础、社区为依托、机构为支撑"的"9073"或"9064"的养老服务体系格局，总体上是符合国际上养老服务发展大趋势的。但由于各地老龄化程度、经济社会发展水平、居民传统观念和行为习惯等存在很大差异，这种自上而下的、统一的"9073"或"9064"不能适应各地差异，且在具体建设项目的布局和选点、服务项目的设计上，科学性和可操作性不足，也正因为如此，很难形成全国统一的行业标准。应尽快全面启动老年人养老服务需求调研，在充分了解老年人需求的基础上，自下而上科学地制定养老服务体系发展规划。

参 考 文 献

[1] 严成樑.老年照料、人口出生率与社会福利 [J].经济研究,2018,53 (4):
122-135.

[2] 杜鹏,纪竞垚.久病床前无孝子:传统观念与现实看法 [J].人口与发展,
2017,23 (5):91-98.

[3] 封婷,肖东霞,郑真真.中国老年照料劳动力需求的估计与预测——来自澳
大利亚的经验 [J].劳动经济研究,2016,4 (4):27-52.

[4] 李中秋,马文武,李梦凡.中国养老模式及其演变逻辑的经济学分析——基
于交换分工理论的视角 [J].兰州学刊,2017 (3):200-208.

[5] 张川川,陈斌开."社会养老"能否替代"家庭养老"? ——来自中国新型农
村社会养老保险的证据 [J].经济研究,2014,49 (11):102-115.

[6] 曹煜玲.我国老年人的照护需求与服务人员供给分析——基于对大连和南通
的实证研究 [J].人口学刊,2014,36 (3):41-51.

[7] 余央央,封进.老年照料的相对报酬:对"护工荒"的一个解释 [J].财经
研究,2014,40 (8):119-129.

[8] 王德文.我国老年人口健康照护的困境与出路 [J].厦门大学学报 (哲学社
会科学版),2012 (4):90-98.

[9] 曾毅,陈华帅,王正联.21世纪上半叶老年家庭照料需求成本变动趋势分析
[J].经济研究,2012,47 (10):134-149.

[10] 查建华.中日两国老龄产业发展比较研究 [J].上海金融学院学报,2011
(4):50-59.

[11] 胡光景.地方政府购买社区居家养老服务监督机制探析 [J].河北科技师范
学院学报 (社会科学版),2012,11 (2):118-122.

[12] 金晓彤,王贺峰.中国老龄人口消费对经济发展的影响及对策建议 [J].消
费经济,2010,26 (5):74-78.

[13] 李建民.老年人消费需求影响因素分析及我国老年人消费需求增长预测 [J].
人口与经济,2001 (5):10-16.

[14] 孙仲.人口老龄化背景下我国城市社区居家养老模式研究 [D].北京交通大
学,2011.

[15] 章晓懿,刘帮成.社区居家养老服务质量模型研究——以上海市为例 [J].
中国人口科学,2011 (3):83-92+112.

产业观察

康复医疗行业发展观察

何渊源

（综合开发研究院（中国·深圳）公共经济研究所）

摘要： 康复医疗作为现代医学的重要组成部分，能够帮助患者加快生理机能恢复、降低复发率、减少并发症，还能够有效节约总体治疗费用。随着人口老龄化加速以及慢性病人群增加，我国越来越重视康复医疗在医疗体系中的医学和经济价值。我国康复医疗产业经历了起步阶段、试点推广阶段、全面成长阶段，目前已经进入了快速发展阶段。未来我国康复医疗产业的服务对象和服务范围将更加广泛，与前沿技术融合将更加紧密，不断推动我国健康医疗模式向"治未病"的预防型转变。

关键词： 康复医疗；产业内涵；产业发展；未来趋势

一、康复医疗行业介绍

（一）康复医疗的内涵

康复医疗是一种运用多种手段改善和促进残疾人或患者康复的医学学科，是与预防医学、临床医学、保健医学并列的第四类医学。康复医疗通过对功能障碍进行预防、诊断、评估、治疗、训练和处理等，弥补和恢复患者的功能失衡，改善和提高残患运动机能，使之回归正常生活。康复医疗的服务群体主要包括术后患者群体、老年人群体、慢性病群体、残疾人群体、儿童康复群体、产后康复群体等，具体见表1。

表 1　康复医疗服务群体及对应服务

服务群体	康复医疗服务
术后患者群体	手术不是结束，康复才是开始，康复对术后的功能恢复具有不可替代的作用。手术会对患者身体造成不同程度的创伤，及时正确的康复训练能够有效促进手术的创伤恢复。术后康复患者主要来自心内科、骨科、神经科、产科等，如冠状动脉搭桥术后出现患者呼吸功能不全、肺不张等，关节置换术后出现静脉血栓塞等。以在关节周围实施截骨矫形术为例，如果没有进行科学的康复训练，会造成关节粘连、僵硬等不良后果
老年人群体	截至2019年底，中国60周岁及以上人口达到2.54亿，占总人口的比例为18.1%，解决社会老龄化问题已迫在眉睫。按照现有增长趋势估算，到2050年中国老龄化人口占比高达34.9%，这意味着未来老龄化相关疾病的患者群体规模将大幅增加，如将失能和半失能老年人群体也纳入其中，中国老年群体将成为康复医疗市场的主流群体之一
慢性病群体	随着我国经济社会的发展，生态环境、文化习俗和生活方式的变化，我国慢性病人群数量不断攀升，2019年慢性病发病人数达3亿，患者逐渐呈现年轻化、普遍化的特点。我国居民常见慢性病主要有心脑血管疾病、糖尿病、恶性肿瘤、慢性呼吸系统疾病等。慢性病具有病程长、费用贵、致残致死率高的特点。慢性病康复治疗有助于慢性病群体的康复
残疾人群体	第二次全国残疾人抽样调查显示，2010年我国有8200多万残疾人，占总人口的6.34%。2019年我国的残疾人数量达8500多万人
儿童康复群体	中国0~15岁的儿童有康复需求者约3000万。儿童处于生理发育的早期，各器官系统可塑性极强，康复能使他们的残存功能得到最大限度地保存或恢复，其他机体功能得到最大限度的利用，且有助于儿童心理的发展，帮助儿童获得更强的社会适应能力，以便将来更好地融入社会
产后康复群体	科学的产后康复对于帮助女性恢复身体机能、持续母乳喂养具有重要作用。专门针对女性产后心理和生理变化，进行主动系统的康复指导和训练的产后康复，已成为产科医院、月子中心的核心服务内容

资料来源：中商产业研究院《中国康复医疗行业发展现状分析》（2019）。

（二）康复医疗的重要作用

作为现代医学的重要组成部分，康复医疗能够帮助患者加快生理机能恢复、降低复发率、减少并发症，还能够有效节约总体治疗费用，在医疗体系中发挥着越来越重要的医学和经济价值。

在医学价值方面，康复医疗能够帮助患者修复心理与生理的创伤、促进身体恢复正常功能、提升生活质量、提高工作能力。例如，患心肌梗死疾病的患者接受康复治疗后，病死率比不接受康复治疗的患者低约1/3；脑血管意外的患者接受康复治疗后，大部分能够重新获得行走和生活自理能力，还有约1/3的患者能够重新恢复工作，比例远高于未接受康复治疗的患者；脑卒中偏瘫患者在接受康复治疗后，日常生活活动状态远好于未接受康复治疗的患者。

在经济价值方面，康复治疗能加快身体机能恢复，降低复发率，减少并发症，节约总体治疗费用。接受康复治疗后患者医疗总费用明显下降，且呈逐月下降趋势。根据西南证券的《康复医疗专题报告》，在康复医疗后，患者的住院费和营养费在第二个月就开始出现大幅度下降，而未接受康复医疗的患者住院费和营养费反而略微有所增加。

（三）康复医疗产业图谱

康复医疗产业主要可以分成康复器械及药品、提供康复服务的机构、最终需求的个人或家庭。其中，康复器械及药品主要涵盖康复医疗器械、康复辅具、康复保健器械和康复药品；康复服务机构为患者提供老年康复、慢病管理、残疾康复、月子护理等服务。同时，整个产业还需要信息技术、医疗、养老保险和相关专业人才等的支撑。康复医疗产业图谱见图1。

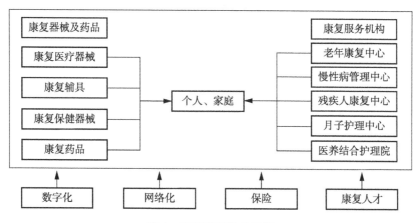

图1　康复医疗产业图谱

资料来源：笔者根据相关文件整理得到。

二、发展现状

（一）我国康复医疗产业发展情况

1. 发展历程

（1）起步阶段。20世纪80年代至1995年，我国康复医疗产业处于起步阶段，在这个时期国家开始引进现代康复医学，并在1988年成立了中国康复研究中心，康复医疗正式进入我国。

（2）试点推广阶段。1995—2005年，我国康复医疗产业进入试点推广阶段，在全国20多个省市陆续成立康复医疗服务机构，且康复医疗服务范围在不断拓展。

（3）全面成长阶段。2005—2017年，康复医疗产业进入全面成长阶段，国家不仅关注康复医疗服务范围的扩大、康复机构数量的增长，同时推动康复质量的提高。

（4）快速发展阶段。2017年至今，我国在康复医疗方面陆续颁布了一系列政策，相关政策的引导加速了我国康复医疗产业的发展，具体见图2。2017年2月，国务院颁布了《残疾预防和残疾人康复条例》，并在2018年进行修正，其中指出县级以上人民政府领导残疾预防和残疾人康复工作，并将残疾预防和残疾人康复工作纳入国民经济和社会发展规划，完善残疾预防和残疾人康复服务和保障体系，建立政府主导、部门协作、社会参与的工作机制，实行工作责任制，对有关部门承担的残疾预防和残疾人康复工作进行考核和监督，乡镇人民政府和街道办事处根据本地区的实际情况，组织开展残疾预防和残疾人康复工作。2012—2020年中国康复医疗服务相关政策见表2。

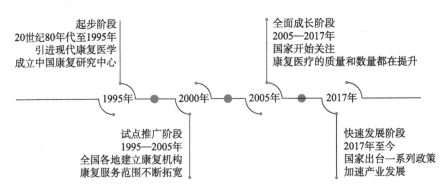

图2　我国康复医疗产业发展历程

资料来源：笔者根据相关文件整理得到。

表2 2012—2020 年中国康复医疗服务相关政策

时间	政策	内容
2020 年 2 月	《中共中央国务院关于深化医疗保障制度改革的意见》	逐步将门诊医疗费用纳入基本医疗保险统筹基金支付范围。补齐护理、儿科、老年科、精神科等紧缺医疗服务短板；推广按疾病诊断相关分组付费，医疗康复、慢性精神疾病等长期住院按床日付费，门诊特殊慢性病按人头付费；探索对紧密型医疗联合体实现总额付费
2019 年 11 月	《国家卫生健康委办公厅关于开展加速康复外科试点工作的通知》	在全国 31 个省、自治区和直辖市分别选取 195 家试点医院，确定关节外科、脊柱外科、创伤骨科、骨肿瘤外科、足踝外科作为试点病种，加强对医务人员和患者的宣教，将康复理念融入相关疾病的诊疗
2018 年 9 月	《残疾预防和残疾人康复条例（2018 年修正）》	县级以上人民政府领导残疾预防和残疾人康复工作，将残疾预防和残疾人康复工作纳入国民经济和社会发展规划，完善残疾预防和残疾人康复服务和保障体系，实行工作责任制，对有关部门承担的残疾预防和残疾人康复工作进行考核和监督。乡镇人民政府和街道办事处根据本地区的实际情况，组织开展残疾预防和残疾人康复工作
2017 年 2 月	《残疾预防和残疾人康复条例》	①在医疗保障方面，各级政府应当将残疾人纳入基本医疗保障范围，对困难残疾人给予补贴和救助。②在特殊残疾群体的保障措施方面，国家建立残疾儿童康复救助制度，完善重度残疾人护理补贴制度，通过实施重度康复项为城乡贫困残疾人、重度残疾人提供基本康复服务。③在资金保障、物资支持方面，工伤保险基金、残疾人就业保障金等按照国家有关规定用于残疾人康复。④在人才保障方面，国家加强残疾预防和残疾人康复专业人才的培养
2017 年 1 月	《关于印发康复医疗中心、护理中心基本标准和管理规范（试行）的通知》	鼓励社会力量举办康复医疗机构、护理机构，打通专业康复医疗服务、临床护理服务向社区和居家康复护理延伸的"最后一公里"
2016 年 3 月	《关于新增部分医疗康复项目纳入基本医疗保障支付范围的通知》	将 20 个医疗康复项目纳入医保支付范围，基本医保康复报销范围从 9 项拓展至 29 项
2012 年 2 月	《"十二五"时期康复医疗工作指导意见》	鼓励有条件的二级综合医院（包括企事业办医院）转型为以康复医疗服务为主的综合医院或康复医院

资料来源：根据相关政策文件和研究文献整理得到。

2. 我国康复医疗市场需求

我国拥有庞大的产妇、术后康复患者、残疾患者、神经系统疾病患者、骨关节肌肉疾病患者、老龄人等人群，衍生出对康复医疗服务、康复医疗器械以及相关保险、专业服务等的巨大需求。随着人口老龄化进程加速、人们对术后康复逐渐重视、慢性病患者数量逐年增加、二孩政策放开后产妇数量增加及其他因素的推动，我国康复医疗服务及康复医疗器械需求还将持续增长。

根据 Frost & Sullivan 的数据，2014—2018 年，中国的康复医疗器械市场规模从 115 亿元增长至 280 亿元，年均复合增长率为 24.9%，保持了较高的增长速度，预计我国康复医疗器械市场规模将以 19.1% 的复合年增长率增长至 2023 年的 670 亿元，具体见图 3。

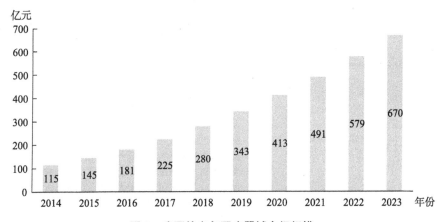

图3　我国的康复医疗器械市场规模

资料来源：Frost & Sullivan。

根据毕马威国际预测数据，2018 年我国康复医疗服务市场总消费额约为 583 亿元，2011—2018 年年均复和增长率为 26.9%，预计 2021 年中国康复医疗服务市场规模约为 1032 亿元，到 2025 年我国康复医疗服务市场规模将达 2207 亿元，具体见图 4。

数据显示，2013 年美国康复医疗市场规模在 200 亿美元左右，人均约 80 美元，若包括长期护理则达到约 2000 亿美元。目前我国国内康复医疗市场规模仅有 343 亿元，人均不到 25 元。如果按照发达国家标准，我国康复医疗市场规模将达 7000 亿元以上。

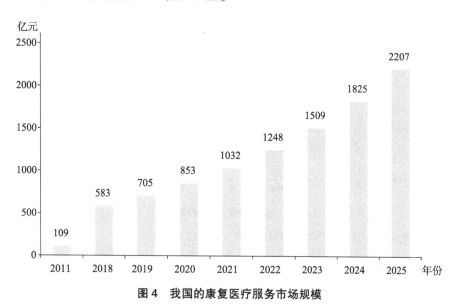

图 4　我国的康复医疗服务市场规模

资料来源：毕马威。

3. 我国康复医疗供给

在康复医疗医院和床位供给方面，根据国家卫生健康委发布的《中国卫生健康统计年鉴》（2019），2018 年，我国共有康复医院 637 家，这意味着全国 655 个城市中，平均每个城市拥有不到一个康复专科医院。2012—2018 年，我国康复医疗床位从 7 万多张增加到约 25 万张，年复合增长率 16.6%，具体见图 5，2019 年约 29 万张。康复医疗床位保持了较快的增长，但人均配置水平仍然较低，截至 2018 年底，每千人康复床位数仅 0.18 张。

在康复医疗医生供给方面，全国康复医师数量呈增长态势，截至 2018 年，全国康复医疗行业执业（助理）医师达 1.33 万人，执业医师数量为 1.15 万人，具体见图 6。康复医疗执业（助理）医师的规模占整体规模的比重虽然保持增长，但是增速较慢，说明康复医学在我国发展相对滞后，服务能力比较有限。

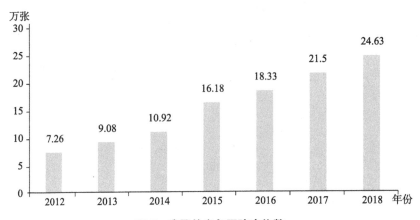

图5 我国的康复医院床位数

资料来源：《中国卫生健康统计年鉴》(2019)。

除了康复医疗医院和医师数量不足之外，一些基层医院出于设备、理念等原因，难以满足人们康复的需求。根据中国残疾人联合会数据，我国残疾人群体数量达8500万以上，而2019年得到基本康复医疗服务的残疾儿童及持证残疾人约1043万人，比重仅为12.27%，仍有很大需求未能被满足。

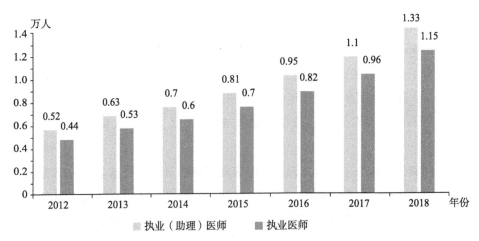

图6 我国的康复医疗行业执业（助理）医师与执业医师数量

资料来源：《中国卫生健康统计年鉴》(2019)。

（二）发达国家和地区的康复医疗产业发展情况

1. 康复体系

美国、英国等发达国家和地区都已建立了完善的三级康复体系，人们能够在三级康复体系内进行及时转诊和治疗：在疾病急性期及早介入开展床边康复，病情稳定后转向康复医院，不需要住院治疗就可以尽快转至社区和家庭康复，具体见表3。三级康复医疗体系既能保证患者接受适当的康复治疗服务，又能及时转诊从而节省医疗费用。

表3　发达国家和地区的三级康复医疗体系

	三级康复	二级康复	一级康复
美国	急性期康复	急性后康复	长期照护
英国	急诊医院	康复医院	社区康复
中国香港	区域医院	康复医院	社区康复

资料来源：笔者根据相关资料整理得到。

德国康复体系与美国、英国略有不同，康复医疗机构分综合医院康复科、社区康复医院和私立医院。这三种医疗机构有明确分工，综合医院康复科主要负责急症期患者的康复，如手术前康复指导和手术后呼吸训练、排痰练习、创口急性期处理等；与国内综合医院康复科进行大量卒中后功能康复训练和慢性病康复不同的是，在德国承担这样相对比较长周期康复工作的多为社区康复医院；私立康复门诊多为学科专家自立，提供高端的康复服务，充分保护患者隐私，但是患者自付比例高。

2. 康复医疗先进经验借鉴

借鉴发达国家和地区的经验，康复医疗服务的成功之处包括：一是建立了完善的康复医疗体系和清晰的转诊流程；二是构建了标准的康复治疗路径和以功能为核心的支付体系；三是为康复医疗准备了充足的人员和设备配置。以美国 Medicare 为例，医疗服务和康复服务经历了从后付制向预付制的转变，即从"医疗后付、康复后付"转向"医疗预付、康复后付"模式。1965—1980 年，美国康复医疗的后付制诱导医疗机构提供过度医疗服务，导致医疗费用节节攀升，医疗卫生总支出从 139 亿美元激增至 996 亿美元，占 GDP 比重也从 2% 激增至 3.8%。20 世纪 80 年代初，美国开始实施预付制的模式，医疗费用出现明显下降，其中住院总费用增速从1983年的18.5%降至1990年的不到6%，平均住院天数从1983年的10.4天降至1995年的6.7天；综合医院加快患者转向康复医院的速度，康复医院大力扩充康复床位以增加收入，1985—1995年，美国康复病床数量增加了1倍，康复费用复合增速达到20%，家庭健康服务增速高达24%。目前，美国正继续完善"医疗预付、康复后付"的模式，促使康复医疗服务的费用增速下降、平均住院时间缩短。

三、未来发展趋势

(一) 康复医疗服务对象更加广泛

随着我国康复医学的发展和人们对美好生活的追求，康复医疗服务对象将会不断拓展。康复医学发展初期的服务对象主要是战伤、车祸、意外事件导致的残疾人，先天性缺陷患者，后天性功能障碍残疾者等。随着社会需求发展，康复医学目前的服务对象扩展到术后或病后的恢复个体，即需要长期照护和治疗的慢性病、手术后各种生理功能恢复、中老年病、心理精神障碍患者等特殊群体。未来随着经济和社会的发展、老龄化进程加速、二孩政策的推广、生活压力变大导致亚健康群体增加等，康复医学发展远期服务对象将扩展到更多的亚健康人群，为人们提供亚健康状态评估、康复医疗与康复调理等服务，从而提升全社会疾病预防水平和民族健康素质。

(二) 康复医疗服务下沉普及化发展

让更多有需要的人享有康复医疗服务，不是靠几家大型综合医院就能够实现的，需要更多地依赖社区的康复医疗中心或机构，也包括了农村及基层医疗单位。康复医疗服务将逐步向以社区、家庭和居民为服务对象，以妇女、儿童、老年人、慢性病人、残疾人等为服务重点，以主动服务、上门服务为主，开展健康教育、预防、保健、康复、计划生育技术服务和一般常见病、多发病诊疗等全方位社会化医疗服务发展。我国许多地方的医院已经在向数字化医院迈进，这促进了医院从医疗型向保健医疗型扩展，从点向面辐射，向社区延伸，为老百姓提供更加全面基础的医疗保健服务。

（三）康复医疗服务范围逐步拓展

康复医学涉及危重医学、临床治疗、临终关怀，还要担负社会责任，关注人性化和伦理。我国传统康复医学注重的是人与自然、社会与环境的和谐统一，未来康复服务也应在关注生命健康和疾病的同时，重视人文因素。人性化的康复医学服务要以患者为尊，从提高患者机体功能出发，改善其生活质量，实施个性化全程康复追踪服务和管理。

（四）通过康复医疗服务实现"治未病"

未来医疗的主要任务已经从"防病治病"逐步转向"增进健康、提高生命质量"。康复医疗在未来医疗体系中占主导地位，人们不只是进行被动康复评估与康复医疗，而是主动将医疗资源用于康复医疗。未来康复医疗体系将运用医学最新成就，研究人体形态结构与功能调控之间的关系，开发人体功能辅助装置和系统服务装置，从而调动人体的主动康复行为。

（五）中西方医药学融合促进康复医疗

西方医药学以解剖学和生理学为基础，以实证论和还原分析为主要认识手段，在防治疾病方面取得辉煌成就。然而，西方医药学也面临着一系列难以解决的问题，如抗生素所致的二重感染、耐药菌株不断增加、化学合成药物毒副作用等。我国传统中医源远流长，具有蕴义深邃而广博的概念和范畴体系，无论是内容的深度广度，还是科学思维水平，足以与西方现代医学并列。中医学最大的特点是：它把握的不是器官实体，而是人体整体的功能状态和功能结构的关系，即帮助人体恢复和提高自身免疫调节能力，从而实现祛病健身的目的。由此可以预见，未来医学的发展将寄希望于中西方医药学的融合，两者可以取长补短。中医学对现代医学的补充、完善，对发展中的未来康复医学必将发挥更大作用。

（六）康复医疗与前沿技术融合发展

随着科学技术的快速发展，康复医学与现代新技术的结合将更加紧密，在康复医疗领域将引进和采用更多新技术。康复治疗、训练、教育手段和目标将发生一些根本性的改变，比如虚拟现实（VR）技术、动态捕捉技术、基因治疗技术、干细胞技术等高新技术，将提高诊疗效果。现代互联网技术、人工智能技术的发展，数字化医疗技术与移动医疗技术的使用，有效地促进了不同层级医院的服务整合和区域协同，发挥优势医疗资源的作用，极大地提高了康复医疗的覆盖率和效率。在康复医疗领域引入现代高科技，如生物反馈技术、全新数字摄影技术、生物芯片技术、生物传感技术、微电子脉冲技术、VR（虚拟现实）技术、人工智能技术以及分子设计和模拟技术等，将让康复医疗产业管理系统化、智能化，让患者更快地恢复，减少其受到的病痛折磨。

参 考 文 献

［1］普华永道.内康复医疗机构的现状与挑战［R］.2016.

［2］毕马威.康复医疗趋势引领新蓝海［R］.2020.

［3］和君健康养老研究中心.康复医疗：政策、需求双轮驱动下的产业爆发［R］.2019.

［4］前瞻产业研究院.预见2019：中国康复医疗产业全景图谱［R］.2019.

［5］中商产业研究院.中国康复医疗行业发展现状分析［R］.2020.

［6］锐观咨询.2020康复医疗器械行业市场发展趋势分析，国内康复医疗器械市场稳定增长未来［R］.2020.

养老产业发展观察

何渊源　钱柔冰

（综合开发研究院（中国·深圳）公共经济研究所）

摘要： 老龄化已经成为 21 世纪全球共同面临的重大课题。我国在 1999 年正式进入国际标准的老龄化社会后，人口老龄化程度不断加深，在"十四五"期间，我国很可能进入深度老龄化阶段。目前，我国主要有居家养老、社区养老、机构养老、医养结合等模式。为了应对老龄化，我国未来要积极提升要素生产率，完善适老化设施和配套服务，丰富老龄产品和服务，发挥科技创新对养老产业的支撑作用。

关键词： 老龄化；养老产业；养老模式；未来趋势

一、全球老龄化发展情况

（一）国际老龄化进程

国际上普遍认同的老龄化标准是：对个人而言，达到 60 岁即为进入老龄阶段；对一个国家或地区而言，60 岁以上老龄人口占比超过 10%，或 65 岁以上老龄人口占比超过 7%，即意味着进入老龄化社会。老龄化社会还可进一步区分为轻度、中度、重度和超重度。其中，65 岁以上老龄人口占比超过 7% 但低于 14% 的为轻度老龄化社会；65 岁以上老龄人口占比超过 14% 但低于 20% 的为中度老龄化社会；65 岁以上老龄人口占比超过 20% 但低于 40% 的为重度老龄化社会；65 岁以上老龄人口占比超过 40% 的为超重度老龄化社会。

从 19 世纪中叶开始，法国、瑞典、挪威等发达国家最早进入老龄化社会。20 世纪 40 年代，部分欧洲学者开始关注年龄结构变化对经济社会的影响。1950年，发达国家老龄化人口达到0.94亿人，占全球老龄化人口的50%。1956年，联合国发布了由法国人口学家皮撒撰写的《人口老龄化及其社会经济后果》，国际社会开始关注老龄化。1974年，世界第一次人口大会召开，呼吁全球重视老龄化对经济和社会的影响。1982年，第一届世界老龄大会召开，提出从发展和人道两个方面加强应对老龄化的能力，保证老龄群体生活能够得到有效保障，并为老龄人提供为经济社会发展做贡献的机会。1999年，《国际人口与发展会议行动纲领》重申，所有国家都必须重视未来老龄化的发展。目前，全球人口老龄化进程仍在加快，2018年全球65岁以上人口占全球人口的比例达9.8%，其中年龄在85岁以上的人口总量增长最快。庞大的老年人群规模催生了巨大的健康养老相关产品和服务需求。据赛迪顾问统计，2018年全球养老产业市场规模达到10万亿美元，增速达18%，预计2021年超过15万亿美元，具体见图1。

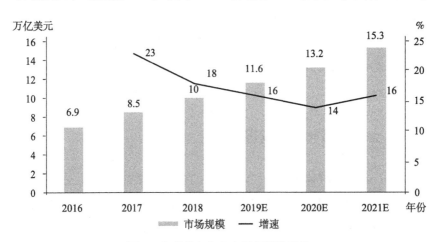

图1 全球养老产业市场规模及增速

资料来源：赛迪顾问。

（二）中国老龄化进程

我国在1999年正式进入国际标准的人口老龄化社会后，人口老龄化进程不断加快，并且即将进入深度老龄化社会。根据国家统计局的数据，截至2019年，我国60周岁及以上人口达2.54亿人，占总人口的18.1%；65岁及以上老年人口达1.76亿人，新增945万人，占总人口的12.6%，具体见图2。从发展趋势来看，我国老龄化进程加速，根据国际上对人口老龄化的定义，① 在"十四五"期间，我国很可能进入深度老龄化阶段。

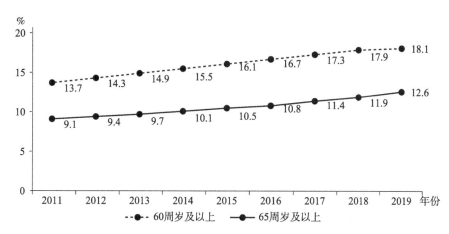

图 2 我国老龄人口比重变化情况

资料来源：国家统计局相关数据。

据赛迪顾问统计，2018 年我国养老市场规模为 4.6 万亿元，预计 2021 年将达到 9.8 万亿元，具体见图 3。

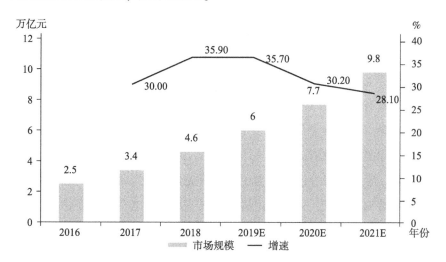

图 3 我国养老市场规模及增速

资料来源：赛迪顾问。

---

① 65 岁及以上人口占比达到 7%即为人口老龄化，而 65 岁及以上人口达到 14%即为深度老龄化。

从国际经验看，虽然很多发达国家都在不同程度上面临人口老龄化的挑战，然而我国老龄化形势与发达国家不同，甚至更为严峻。一是我国进入深度老龄化阶段的速度较快。世界银行的数据显示，欧美国家在20世纪70年代以前均已进入老龄化阶段，其中，美国、英国、法国、德国进入深度老龄化阶段的时间分别为2014年、1975年、1990年、1972年。日本于1970年和1994年分别进入老龄化和深度老龄化阶段，中间仅经历24年，是主要发达国家中老龄化发展速度最快的。2017年，日本65岁及以上人口占比达27.05%，是全球老龄化最为严重的国家。我国于2001年进入老龄化阶段，预计2025年我国也将进入深度老龄化阶段，老龄化发展速度与日本相当。二是我国还处于未富先老的阶段。发达国家往往是进入高收入发展阶段之后才进入老龄社会，而我国还处于未富先老阶段，正向边富边老阶段发展。就老年人占总人口比重而言，当下的中国与20世纪80年代末的日本类似，但就人均国内生产总值（GDP）而言，中国才刚刚达到日本在20世纪70年代初的水平。

二、中国养老产业主要模式

（一）居家养老：以家庭为主，养老服务为辅

居家养老是指老年人以家庭为中心，家庭成员主要负责其日常生活及照料，仅在有需求的时候寻求养老机构、医疗机构提供必要的医疗、康复及心理援助。居家养老服务主要包括上门助浴助餐、日间照料、上门医疗、上门康复、家政清洁等，具体见图4。此外，部分居家老年人会购买移动诊疗、紧急按钮等设备，为在家生活提供安全及健康保障。居家养老是我国最普遍的模式，目前占比超过95%。居家养老花费主要由子女和老人个人承担，基本属于自费市场。政府补贴部分一般由各地民政局承担，但支付的费用很低，只能保障老年人最基本的需求。

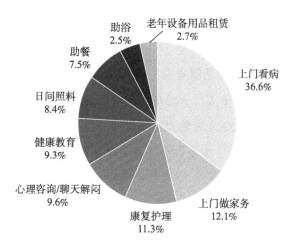

图 4 我国城乡老年人居家养老服务需求情况

资料来源：《第四次中国城乡老年人生活状况抽样调查成果》。

（二）社区养老：以社区养老服务中心为主

社区养老是一种负担低、专业化、响应快的养老模式。社区养老以家庭为主要生活场所，由社区养老服务中心提供床位及专业护理、基本药品及设备、康复训练及紧急救助等服务，同时上门提供医疗、护理、养老餐、助浴、心理疏导等服务。一方面社区养老可以在很大程度上满足老年人医疗及护理方面的需求，另一方面老年人在需求得到满足的同时仍与家人同住，最符合我国传统孝道需要，也可以减轻老年人负担。目前这种模式在我国占比仅为1%，受政策鼓励，未来会有较大发展空间。

（三）机构养老：公办为主，民办为辅

机构养老是指为老年人提供专门的生活场所，如养老院、福利院和敬老院等，并提供日间照料、医疗护理、康复锻炼、老年社交等服务。我国机构养老以公办为主，民办为辅。民办又分为高端和中低端。目前这种模式在我国占比较低，而在欧美发达国家较为普遍。

（四）医养结合：医疗与养老资源结合

医养结合指的是将医疗资源和养老资源有机结合，在保证老年人老有所养、老有所依的同时提高老年人的健康水平，在规划、完善医疗卫生服务体系和社会养老服务体系时，加强老年护理院和康复医疗机构建设。

三、国际经验借鉴

(一) 日本:以"养老服务业"为核心的银发经济

日本作为目前世界上人口老龄化最严重的国家,2018 年人口老龄化率达 27.5%,意味着每 2.2 个劳动力就需抚养一位老人。日本自 1970 年就步入了老龄化社会,1994 年步入深度老龄化社会,2006 年步入超老龄化社会。与此同时,其人均寿命由 1960 年的 67.7 岁增长至 2018 年的 84.1 岁。如此庞大的老年人口,引起日本政府及社会高度重视,为此,政府采取了一系列措施,其养老产业的发展水平一直处于世界前列。2018 年世界人口老龄化前十的国家见图 5。

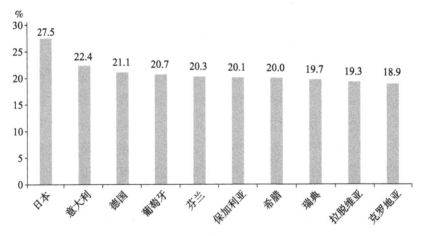

图5 2018 年世界人口老龄化前十国家 (65 岁以上老年人占比)

资料来源:世界银行。

为应对老龄化,日本为养老产业制定了一系列政策法规,并且在不断改进和完善。日本政府将老龄工作纳入社会经济发展规划中,先后制定了《国民年金法》《老人福利法》《老人保健法》《介护保险法》等重要的法律,完善了老人福利保障体系,保证日本养老产业持续运转并不断完善。其中,《介护保险法》是最重要的社会保障制度,该法律通过引导社会资本进入养老产业,推进了老年护理服务社会化,在较大程度上解决了社会性老年护理问题。日本于 1997 年推出《介护保险法》,于 2000 年正式实施。该法令将需要介护服务的人士分为 7 个等级，对每个等级的被介护人，每月根据介护服务的程度，明确不同的报销限额。被介护人在限额内 90% 的费用可以报销。《介护保险法》的实施显著促进了居家养老和社区养老的普及。日本通过实现养老保险全民覆盖来满足人们的多样化需求。日本社会保险体系主要由"养老保险、劳动保险、医疗保险、介护保险"四部分构成，社会保障体系完善，保障了老年人的支付能力。

居家养老是日本最大的细分市场，日本居家护理服务种类多达 14 种。居家养老的老年人需要相应的远程医疗、社区健康、家政服务、运输、供给膳食、照顾起居等服务。自 2000 年日本开始实行《介护保险法》以来，一大批家用医疗器械、康复器械、远程医疗及护理服务等企业开始提供专业化的养老服务。目前日本 90% 需护理的老年人以居家及社区养老为主，且年龄平均在 80 岁以下，而在养老院生活的老年人通常在 80 岁以上。因此，护理老年人的第一阶段以居家养老结合社区服务为主，有生活自理能力的老年人较少占用公共的机构养老资源，同时也能在自己熟悉的环境中养老；第二阶段为机构养老，更方便地为高龄老人、独居老人和失能老人提供全方位的贴心照料。同时，日本的养老院主推养老院与居家养老相结合的远程养老模式。通过在老年人家中安装智能化设施，帮助老年人实现居家也能享受养老院的服务。这些设施包括家庭安防、实时定位、家政服务呼叫、健康监测、紧急救助呼叫等。

（二）欧洲：以发展养老小城为主

欧洲有世界上最早进入银发时代的一批国家。法国于 1965 年成为第一个老年型国家，之后是瑞典。根据欧盟委员会发布的欧盟人口绿皮书，到 2030 年欧盟人口总数将达 4.687 亿，劳动力人口的缺口将达到 2080 万。到 2030 年，欧盟 65 岁以上的老龄人口将增加 52.3%，而 15~64 岁的人口数量则下降 6.8%。欧洲已有个别国家开始将退休制度从强制性改为自愿性，比如德国、英国允许老年人在身体条件许可的情况下无限制延长工作年限，以缓解老龄化严重和劳动力缺失的问题。

欧洲各国十分重视养老产业的发展，以英国为例，英国的养老模式经历了从传统福利机构养老到养老小城的转换。20 世纪 50 年代前，由政府出资建立大型养老机构，雇用工作人员照顾老人，由于财政不堪重负以及老人脱离社区带来的心理健康问题，政府开始在原有社区里提供养老服务协助，同时强化市场的主导作用，并形成多个著名的养老小城。英国目前65岁以上的老年人达1100万，其中有73%的人是"有房一族"。但他们当中有很多人退休后会选择搬到面积更小、成本更低的地方居住。英国西南海岸是最受欢迎的养老地点，有近20%的退休人口居住在这里。在人气最高的Dorset郡小城Christchurch，退休人口高达29.7%。目前，英国的养老看护费用主要来自英国国民医疗服务体系（NHS）、当地政府扶持以及保险公司，高端养老机构每年与NHS以及地方政府签订的合同总额高达十多亿英镑。英国在老年教育和老年消费领域均处于世界前沿。

四、未来发展趋势

老龄化带来人口结构的改变，也会对传统经济理论、经济模式、生产方式、增长动力、产业结构、收入分配和市场供需等方面产生重要影响。

（一）老龄化进程加快将引致全要素生产率提升

虽然我国的劳动参与率与其他主要国家相比一直处于高位，且劳动力体量庞大，但老龄化进程加快导致了劳动力供给快速下降，对经济社会稳定运行产生了较大影响。近年来，各地政府、企业纷纷上演的"抢人大战"就反映出人才已经成为未来经济社会发展关键的要素之一。随着我国劳动力数量的红利逐渐消失，也倒逼了劳动力质量的提升、前沿先进技术的运用、营商环境的优化，最终可能带来全要素生产率水平的提升。要充分运用好大数据、云计算、物联网、移动互联网等数字经济时代的新工具，深入实施创新驱动发展战略，发挥科技创新在全面创新中的引领作用。新兴技术的应用不仅可以促进传统产业转型升级，也可以促进新兴产业发展，还能够利用大数据降低制度成本，释放技术红利、制度红利和创新红利，打造经济发展新动能。根据波士顿咨询的《工业4.0——未来生产力和制造业发展前景》报告，以云计算、大数据分析为代表的新技术将为中国制造业的生产效率带来15%~25%的提升，额外创造附加值4万亿~6万亿元。

（二）老龄化社会带来适老为老设施及服务需求的增长

在老龄化社会中，城市建设需要更多考虑老年人的各种需要，城市基础设施建设和配套服务需要进行适当的适老化完善和改造。2019 年我国城镇常住人口达 8.48 亿，乡村常住人口达 5.5 亿，农村人口减少了 1239 万，城镇人口占总人口的比重（城镇化率）超过 60%。从所处阶段来看，虽然我国城镇化速度很快，但当前城镇化水平和质量与国际先进国家相比仍有较大提升空间。根据美国研究机构计算，作为世界人口第一大国，中国目前人口超百万的城市有 102 个，到 2030 年这一数字可能将翻倍。根据世界银行的测算，到 2030 年中国将有 10 亿人生活在城镇，占中国人口的 70%。据麦肯锡咨询公司的估算，到 2025 年，中国将有 221 个人口超百万的城市。我国城市的基础设施和服务配套都需要进行适老化建设和改造。随着老龄化背景下大城市的增多，对老龄心理健康、社会养老、养老餐饮、照护看护、医疗卫生健康服务、日常生活用品、保险业、金融理财等多种老龄服务业的需求会不断增加。

（三）老龄化相关产品和服务的消费需求扩大

老龄用品的需求不断增加。庞大的老龄人口数量决定了我国拥有世界最大的老龄用品市场。老龄群体，特别是城镇老龄群体，充分享受了改革开放以来经济快速发展带来的红利，社会保障体系逐步健全，消费习惯和观念有了较大转变，对老龄文化休闲产品和用品、医疗保健产品、老龄生活用品，甚至各种科技含量较高的智能设备的需求都有明显增加。但是，我国老龄用品产业发展滞后，与市场的巨大需求之间存在不平衡，和全球其他国家老龄用品比，特别是与日本比，存在品类和质量上的严重不足。据有关统计，目前全球老龄用品有 6 万多种，而日本就有 4 万多种，占 2/3 以上，我国仅有 2000 多种，这与我国制造业第一大国、老年人口第一大国的实际严重不匹配，也在一定程度上制约了养老服务水平和质量的提升。在养老服务支付保障有效建立之前，老龄用品市场的发展存在一定的难度。

针对老年人的相关专业服务需求旺盛，升级要求强烈。目前，我国老龄服务主要集中在生活照料、医疗康复护理等领域。但是从近年老年人需求的变化来看，老年人对精神层面的服务需求增长迅速。比如，全国各地都存在的老年广场舞，实际上就是老年人精神需求旺盛而市场不能满足的一种表现。相关企业可以通过开发老年休闲娱乐文化消费产品、提供老年旅游产品和服务等来满足老龄群体在精神层面的需求。同时，老龄金融产品也亟待发展。目前，我国"421"家庭结构数量巨大，人们仍存在较强的对家庭养老功能弱化、社会保险支付能力和养老医疗保障能力不足的焦虑，需要银行、保险公司和投资公司等金融机构推出适宜的金融产品，在严格管控风险的同时满足客户资产保值增值的需求。

（四）科技创新对养老产业的赋能

科技创新推动物联网、云计算、大数据、智能硬件等越来越多地在养老领域得到应用，促进了个人、家庭、社区、机构与养老资源的有效对接和优化配置，加快了养老产业的智慧化升级，提升养老产业的质量与效率水平。同时，科技创新还能够提高老年人对公共活动的参与率，在经济发展新常态下赋予老龄社会经济增长的新动能，对转变经济发展方式、强化老龄化对经济增长的正向作用具有重要意义。由于老龄群体处在技术发明年龄谱的尾部，老年人的创新能力下降，缺乏对新技术的适应能力，随着移动互联网等技术的普及应用，老年人对网络的接受度将不断提升。

参考文献

［1］赛迪顾问股份有限公司．2019中国养老产业发展白皮书［R］．2019.

［2］盘古智库老龄社会研究中心．大转折：从民生、经济到社会——老龄社会研究报告（2019）［R］．2019.

［3］理实国际咨询．大健康产业未来十年发展机会研究报告［R］．2014.

［4］艾媒报告．2019中国养老产业发展剖析与发展趋势分析报告［R］．2019.

生命健康研发服务业发展观察

何渊源　　汪云兴

（综合开发研究院（中国·深圳）公共经济研究所）

摘要：随着生命健康研发不断发展，分子构型的复杂度逐步提升，临床试验方法逐渐完善，行业监管规范性持续加强，研发周期不断延长，研发难度持续增大，新药研发生产的产业链不断复杂化、精细化，成本也持续提升，催生了外包服务行业（CRO/CDMO）的出现。全球生命健康研发服务业正处于快速发展阶段，行业集中度不断提高。未来生命健康研发服务业将持续保持增长态势，全球市场也将向亚太地区转移，服务模式和内容也将不断创新。

关键词：CRO；CDMO；产业发展；未来趋势

一、行业介绍

生命健康研发服务业是药物研发产业链复杂化、精细化的必然产物，主要包含了新药研发外包（Contract Research Organization，CRO）和开发生产外包（Contract Development and Manufacturing Organization，CDMO）。

（一）发展历程

回顾生命健康研发历史，药物的发现与使用几乎伴随着整个人类文明，但系统科学的药物研发史却只有短短百余年。生命健康研发经历了从最初通过观察自然药物治疗效果并提取用以治疗疾病，到优化、合成小分子化学药，到设计、研发大分子生物制剂，再到现在细胞/基因治疗等数个阶段，分子构型的复杂度逐步提升，临床试验方法逐渐完善，行业监管规范性持续加强，研发周期不断延长，研发难度持续增大，新药研发生产的产业链不断复杂化、精细化，成本也随之持续提升，催生了外包服务行业（CRO/CDMO）的出现。

研发服务行业起源于20世纪四五十年代，当时开始出现能够为客户提供动物实验、药物分析等科学实验的外包服务。20世纪60年代经历了"沙利度胺致畸"等恶性医疗安全事件后，1962年美国食品药品监督管理局（FDA）通过了《Kefauver-Harris修正案》（药物有效性法案），旨在加强对医药研发、制造和广告的监管，早期的研发外包公司随着监管的需要开始为药企提供毒理学等临床前试验服务。

当代意义上的研发服务行业出现在20世纪70年代末80年代初。一方面，由于欧美各大药企快速发展，新药研发竞争加剧，对于药物研发时间、效率和成本提出了更高的要求；另一方面，由于FDA等监管机构和欧洲药品管理局等对新药申请的监管逐步趋于完善，对于药品研发、生产、销售的监管更加严格，对新药申报的相关规定和技术要求越发复杂，因而对于专业的临床研究服务需求加大。这一时期昆泰、PPD、科文斯等全球CRO/CDMO巨头陆续成立，CRO/CDMO企业的业务类型从传统的临床前试验扩展到临床试验、数据统计、数据管理等其他服务。

20世纪80年代末90年代初，随着仿制药的大幅降价，药企纷纷加大创新研发力度，新药研发投入大幅增长，从而推动了研发服务行业的发展。1986年西咪替丁成为历史上第一个年销售额超10亿美元的重磅新药，而第一个他汀类药物和第一个抗抑郁类药物百忧解也都在1987年获得批准，药物研发领域的化学药时代即将到来，重磅新药不断涌现，me-too药、me-better药、首仿药均有机会分享高额利润。同时由于对研发效率的要求提高，药物的研发成本也快速增长，外包需求越发强烈。

20世纪90年代至21世纪初，研发服务行业进入高速发展期，行业并购活动频繁，龙头企业加速成长。与此同时，随着研发成本持续攀升，药物研发产业链的精细化分工趋势明确，研发服务行业渗透率大幅提升。从全球供需分布的视角看，全球化分工促使行业供给向亚太地区转移。2003年6月，我国食品药品监督管理总局正式发布《药物临床试验质量管理规范》，在法律上确立了研发服务公司的地位，国内研发服务行业进入高速发展时期。

2008 年金融危机后大型药企研发投入增速放缓，全球医药研发投入趋于平稳。研发服务行业受益于渗透率的持续提升以及小型医药研发企业的蓬勃发展，增速高于医药研发行业。全球产业链分工在地域间转移，亚太地区成为全球研发服务的主要供应者。中国和印度等国拥有庞大的患者群体，临床试验患者招募成本较低，仅为发达国家的 30%~60%，加之中国拥有人工成本的比较优势，成为接收海外研发订单转移的重要市场。在全球研发服务进入稳定发展期后，国内研发服务市场出现了爆发式增长，2012 年泰格医药成为第一家在 A 股上市的 CRO 企业，2015—2018 年药明康德完成了美股私有化拆一为三的回归之路，合全药业、药明生物、药明康德分别在新三板、港股、A 股上市。

（二）产业链情况

新药上市主要包含了新药发现、临床前、临床、审批上市等阶段。其中，新药发现阶段包括药物作用靶点和生物标记的选择与确认、先导化合物的确定、构效关系的研究、活性化合物的筛选、候选药物的选定；临床前阶段涉及药代动力学、安全性药理和毒理研究；临床阶段是指药品的 I 期、II 期、III 期临床试验，这一过程涉及数据管理和统计分析、临床监查、注册申报、信息咨询等；审批上市阶段主要是在当地的法规政策下进行药品注册的评估和技术审核，然后与监管部门沟通进行注册申报。生命健康研发服务（CRO/CDMO）贯穿药物从研发到上市的全流程。其中，CRO 业务主要与新药发现、临床前研发和临床研究相关，贯穿药物研发到上市全流程；而 CDMO/CMO 业务更多是针对临床前研究中的化学研究、组织控制、工艺开发和生产等，一般涉及临床前阶段和临床阶段，有些还负责上市后药品的生产。具体见图 1。

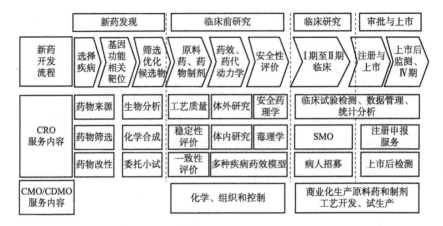

图1 生命健康研发服务产业图谱

资料来源：笔者根据相关资料整理得到。

二、发展现状

（一）全球研发服务市场情况

1. 全球 CRO 行业发展情况

全球 CRO 行业保持较快增长。根据 Frost & Sullivan 统计，2018 年全球 CRO 行业的市场规模达到 578 亿美元，同比增长 10.1%。预计到 2023 年，CRO 行业规模将达到 951 亿美元，2018—2023 年复合年均增长率（CAGR）达到 10.47%。具体见图 2。

2014—2018 年，药物发现、临床前、临床三个阶段的市场规模占比基本保持稳定。其中，药物发现阶段的市场规模约占 20%、临床前阶段的市场规模约占 15%，临床阶段的市场规模约占 65%。具体见图 3。

2. 全球 CMO/CDMO 行业发展情况

未来全球 CMO 市场将继续保持快速发展。根据 Frost & Sullivan 统计，2018 年全球 CMO 行业的市场规模达到 268 亿美元，同比增长 12.6%。随着行业的发展，CMO 的商业模式从"技术转移+定制生产"的传统模式逐步向"合作研发+定制生产"的 CDMO 模式转变，研发企业从新药研发的早期就介入，深度融入研发、采购、生产等全过程，这有利于保障新药制造的质量、稳定性、可持续性，也有利于保持研发服务企业与医药企业间

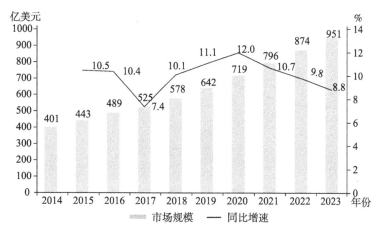

图 2　全球 CRO 行业市场规模情况

资料来源：Frost & Sullivan。

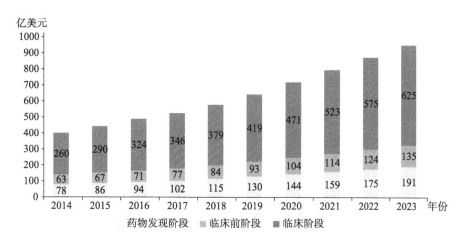

图 3　全球 CRO 行业结构情况

资料来源：Frost & Sullivan。

的长期合作。未来随着生物药研发热度的提升，生物制剂研发服务市场将保持较高增速，从而带动 CMO 行业规模增速进一步提升，预计到 2023 年，全球 CMO 市场规模将达到 519 亿美元，具体见图 4，2018—2023 年 CAGR 达到 14.13%，生物药 CMO 占比从 24%提升到 35%。

3. 市场结构

CRO 行业经过并购整合，集中度不断提升。IQVIA、SYNEOS、Parexel、

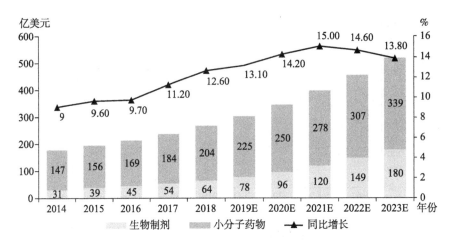

图4 全球 CMO/CDMO 行业市场规模情况

资料来源：Frost & Sullivan。

Covance（LabCorp）、PRA 等前五强龙头企业所占市场份额超过 50%，具体见图 5。行业整合从 20 世纪末开始，昆泰、科文斯、PPD、Parexel 等龙头公司凭借早期上市后拥有的资本优势，开展了多次并购，不断扩大规模和产业链覆盖范围，巩固领先地位。龙头企业依托品牌知名度较高、研发经验较为丰富、订单质量较高等优势，吸引了高层次人才以及相关创新资源，从而进一步提升了企业竞争力。

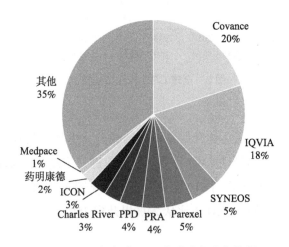

图5 2018 年全球 CRO 行业市场竞争格局

资料来源：Frost & Sullivan。

全球 CMO 行业集中度相对较低。由于 CMO 行业不同于 CRO，类似资本密集型产业，企业更依赖于实验室建设、厂房设备等固定资产投资和产能利用率，因而龙头聚集效应相对较弱，具体见图 6。

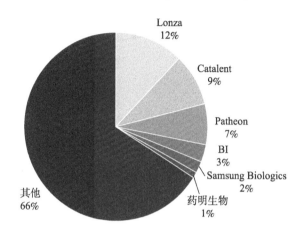

图 6　2018 年全球 CMO 行业市场竞争格局

资料来源：Frost & Sullivan。

（二）我国研发服务市场情况

1. 我国 CRO 行业发展情况

我国 CRO 市场空间较大，且保持较高增速。根据 Frost & Sullivan 数据，2018 年我国 CRO 市场规模接近 58 亿美元，其中药物发现 CRO 市场规模占 19%，临床前 CRO 市场规模占 26%，临床 CRO 市场规模占 55%。受益于全球医药研发外包服务市场逐步向亚太区转移，以及国内人才红利带来的成本优势，近年来国内 CRO 行业保持了较高的增长，2014—2018 年 CAGR 达到 29.2%。预计到 2023 年 CRO 行业的市场规模能达到 214 亿美元，2018—2023 年 CAGR 能够达到 29.6%。具体见图 7。

2. CMO/CDMO 行业发展情况

我国 CMO/CDMO 行业增速不断提升。根据 Frost & Sullivan 数据，2018 年我国 CMO/CDMO 行业规模约 24 亿美元，受益于国内生物制剂研发热度的提升，未来 CMO/CDMO 行业市场增速将进一步提升。2023 年市场规模有望达到 85 亿美元，2018—2023 年 CAGR 将达到 28.9%（见图 8）。

目前，小分子药物与生物制剂行业规模占比约 2∶1，预计到 2023 年该比例将接近 1∶1。

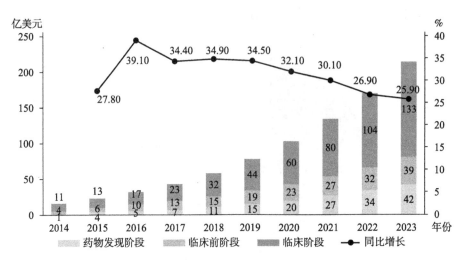

图 7 我国 CRO 市场规模及增速

资料来源：Frost & Sullivan。

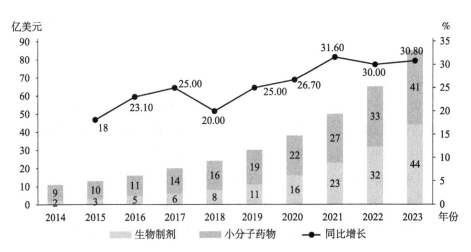

图 8 我国 CMO/CDMO 市场规模及增速

资料来源：Frost & Sullivan。

3. 市场结构

国内 CRO 行业竞争格局也呈现头部企业集聚的现象，但集中度与全球市场相比稍弱。药明康德、康龙化成、泰格医药三大龙头企业约占全国市场份额的 1/4。根据火石创造数据，截至 2018 年，我国共有 1520 家 CRO/CMO 企业，其中在 2010—2015 年行业快速发展时期，每年新成立的生命健康研发服务企业数量约 100 家。2015 年以后，随着行业监管不断规范和完善，行业向高技术、高质量服务转变，龙头效应日益凸显。

国内生物制剂 CMO/CDMO 行业竞争格局较为集中，药明生物在国内市场一枝独秀。国内生物药 CMO/CDMO 行业仍处于发展起步期，目前能够提供医药研发全流程服务的国产企业相对较少，药明生物凭借多年的研发经验与积累、投资新增产能优势，实现了规模的快速拓展，在国内市场处于绝对龙头地位。药明生物占国内生物药 CDMO 市场的份额从 2015 年的 36.4% 增长到 2018 年的 75.6%。

三、未来发展趋势

（一）全球医药研发支出扩大，促使市场规模增加

药物发现是新药创新的源头，是新药研发中核心关键环节和持续发展的基本保障，在新药研发的难度提升、研发成本上升、专利悬崖等多重因素的影响下，越来越多的药企选择外包研发服务以降低产品开发成本、提升效率。从全球看，新药的研发支出保持持续增长的态势，根据 Evaluate Pharma 的统计，2019 年全球医药研发支出达到 1820 亿美元，同比增长 1.6%，具体见图 9。随着近几年基础前沿学科不断取得进展，全球各大制药公司纷纷加大对 ADC、PD-1 等新型药物及 CAR-T 等新型治疗技术的研发投入力度。

根据 IQVIA 数据，2018 年全球开展的临床试验总数为 4768 项，同比增长 9%，具体见图 10。自 2016 年以来，Ⅰ期和Ⅲ期试验的总数保持相对平稳，肿瘤试验数量的快速增长抵消了其他治疗领域试验数量的下降。相比之下，2018 年Ⅱ期临床试验数目同比增加了 26%。临床试验数目的不断提升，说明药企在新药研发上的投入越来越大，在临床试验上的布局也越来越广。

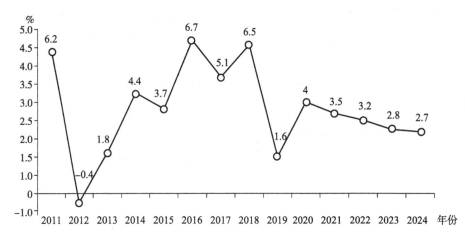

图 9　全球医药研发支出同比增长率

资料来源：Evaluate Pharma。

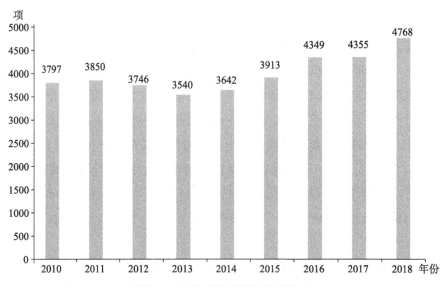

图 10　全球各类临床研究数量情况

资料来源：IQVIA 数据。

（二）新药研发难度加大，企业更加依赖研发服务

全球新药研发难度在不断增加，20 世纪八九十年代，从临床Ⅰ期到最终获批的药物研发综合成功率在 20% 左右，而目前这个比例已经下降到

9.6%。其中，约63%的药物能够从Ⅰ期临床进展到Ⅱ期临床，只有31%的药物能从Ⅱ期临床进展到Ⅲ期临床，另有42%的药物会在Ⅲ期失败。新药研发难度加大导致研发成本大幅提升。根据Tufts药物开发研究中心数据，20世纪七八十年代的新药研发总成本平均约为2.1亿美元，20世纪90年代初的新药研发总成本平均约为4.5亿美元，2003年新药研发总成本提高到8.02亿美元，2016年新药研发成功的平均总成本已经提升到约25.58亿美元（包括了直接的现金投入约14亿美元和投入资本的时间成本约11.6亿美元）。研发投入的巨大风险和外包服务的成本效率优势促使研发服务市场不断扩大，2017年全球医药市场研发外包比例达到36%。

同时，专利悬崖也推动医药企业开展仿制药的开发。2010年以来每年专利到期的原研药年销售规模在300亿~500亿美元，占全球专利药市场总额的5%~7%，为仿制药带来了120亿~230亿美元的市场空间。根据E-valuate Pharma的数据预计，在经历了2020年和2021年两年的专利到期低谷期之后，2022年和2023年又将迎来新一轮的专利悬崖，预计到期专利药市场规模分别为400亿美元和570亿美元。

（三）全球市场布局变化，亚太地区逐步受到关注

因人工成本低、患者招募工作便利等优势，全球CRO市场逐步向亚太地区转移。CRO行业属于人才密集型行业，需要化学、医学、药学、生物统计学等各领域的专业人员提供服务。受我国高等教育招生规模扩大、研究生毕业人数增长、海外高素质人才归国数量增加等因素影响，医药研发领域人才资源储备丰富，且人力成本相比发达国家有显著优势，使国内CRO企业的竞争力提升。在化合物筛选、临床前与临床试验各阶段，国内试验成本仅有发达国家试验成本的30%~60%，对国际药企研发来说具有很强的竞争力。同时，中国、印度等国家人口众多，较高的人口基数导致各类药物适应证的患者基数大，为临床试验的患者招募工作提供了更大的便利，有利于降低招募成本，加快临床试验进度，缩短药物研发周期。新药研发不同阶段中国与发达国家的试验成本比较见表1。

表1　新药研发不同阶段中国与发达国家试验成本比较

研发阶段	试验内容	中国试验成本/发达国家试验成本
化合物筛选	—	30%~60%
临床前试验	毒理试验	30%
	动物试验	30%
临床试验	Ⅰ期临床	30%~60%
	Ⅱ期至Ⅲ期临床	30%~60%

资料来源：《CRO/CDMO行业专题报告》。

（四）需求多样化发展，服务模式和内容不断拓展

药企持续的研发投入推动了研发服务行业的发展，为满足药物发现及开发过程中市场的众多需求，研发服务企业为全球研发提供的服务已经由基本支持服务发展成多类临床、中心试验室及分析服务等综合服务。研发服务企业还通过并购丰富自身的业务领域、提升自身的特色化和信息化能力，目前大型研发服务企业已经覆盖了较多的临床业务。研发服务企业的并购主要有两种方式：一是横向并购，通过横向并购的方式拓展全球地理空间的覆盖范围，提升企业的整体规划，建立全球化的多中心实验室。二是纵向一体化，通过并购获取重点领域的研发能力，延伸研发领域的产业链条，扩大自己的业务覆盖范围。

（五）与药企合作不断深入，合作模式不断创新

随着研发服务企业对医药行业的渗透率不断提升，制药企业与研发服务企业之间的合作日趋密切，龙头药企外包需求持续增加，全球前20强的医药企业自研管线平均占比仅为53%。如诺华（Novartis）作为全球研发管线最多的药企，拥有219条研发管线，其自研管线比例约60%。20世纪80年代，研发服务企业的职责主要是执行制药公司提出的临床要求，只是一种被动的执行性活动。20世纪90年代以后，研发服务企业与制药企业的合作程度加深，研发服务企业由之前"纯粹的执行"向药企的战略性指导转变，更多地参与到新药研发的全过程，逐渐成为制药企业重要的战略伙伴。制药企业与研发服务企业不断深入合作、相互渗透影响，双方的边界变得模糊，未来两者将实现深度绑定。

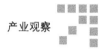

参考文献

［1］广东睿晟投资管理有限公司.新药研发服务（CRO）全球产业链转移新机遇［R］.2020.

［2］国信证券.CRO/CDMO行业专题报告［R］.2019.

［3］浦银国际.CRO/CDMO：后起之秀，前景可期［R］.2020.

基因测序行业发展观察

阮　萌　何渊源

（综合开发研究院（中国·深圳）公共经济研究所）

摘要：随着人类全基因组测序成本降到 1000 美元以下，基因测序从学术界一个小众的研究领域逐步成为推动传统医疗向精准医疗转变的关键技术。随着技术的快速发展，基因测序已经在无创产前检测、胚胎植入前遗传学检测、肿瘤基因检测等领域展开了应用。从全球的范围看，目前测序市场规模增长最快的是亚洲市场，其中中国和印度的市场增长率均超过了20%，居全球前两位。随着东南亚地区生物医药行业持续快速发展，未来中国的基因测序市场增长仍将引领全球。

关键词：基因测序；产业链；临床应用

一、基因测序技术发展历程

（一）第一代测序技术

20 世纪 80 年代早期，美国加州理工学院的 Leroy Hood（4P 医学的创导者）发明了四色荧光标记，让一条电泳道能够分析一个标本的四种测序反应产物，显著提高了测序反应效率。基于此技术，美国应用生物系统公司（Applied Biosystems Inc，ABI）在 1986 年推出第一代测序仪。经过几十年的发展和推广，目前第一代测序技术已经非常普及，几乎所有的测序公司都会配备第一代测序仪。虽然第一代测序技术还在逐步改进，但测序基本原理没有改变，还存在测序通量低、测序成本高、测序结果存在偏好性等不足。

（二）第二代测序技术

国际上第一台相对成熟的第二代测序仪是 454 Life Sciences 在 2005 年推出的基于焦磷酸测序法的 454 GS 20。第二代测序仪市场竞争的日趋激烈，以及新测序方法的陆续出现，如 Illumina 的可逆链终止测序技术，导致焦磷酸测序法逐步被淘汰。2007 年，ABI 公司推出了基于连接测序法（SOLiD）的测序仪，SOLiD 在发现基因组单核苷酸多态性（SNP）方面具有独特的优势。2008 年 Life Technologies 又先后推出了 Ion PGM 和 Ion Proton 系列测序仪。Illumina 在 2006 年通过收购 Solexa 推出了 Genome Analyer 测序平台，从而进入第二代测序市场。此后近 10 年的时间里，Illumina 测序业务的发展一骑绝尘，其中最成功的是 2010 年开始陆续推出的 HiSeq 系列测序仪，迅速占领了市场，也使其快速发展成测序行业的龙头公司。此外，第二代测序技术的发展过程中也出现了其他一些测序方法，如 QIAGEN 公司的合成测序、Complete Genomics 公司的 DNA 纳米微球测序、Danaher Motion 公司的 Polony 测序等。

（三）第三代测序技术

目前最主要的第三代测序仪是 Pacific Biosciences 于 2011 年推出的基于单分子实时测序技术的 PacBio RS 测序仪和 Oxford Nanopore Technologies 于 2012 年发布的基于纳米孔测序技术的 MinION 测序仪。此外，目前还有多种第三代测序方法处于研发阶段，包括基于 FRET 的实时 DNA 测序、基于电子显微镜的 DNA 合成实时摄像技术、基于扫描隧道显微镜的 DNA 合成实时摄像技术、基于半导体的 DNA 测序等。第三代测序仪解决了第二代测序仪多个关键技术难点，技术上发生了质的飞跃，具有无测序偏好性、测序读长长、测序时间短、试剂消耗少、测序信息丰富、测序过程简单等多方面的优势。然而，作为新兴技术，第三代测序技术还有一些需要改进的地方，目前最大的缺陷是测序准确率不高，均在 90% 以下。

（四）基因测序行业发展现状与趋势

由于三代测序技术各有优缺点，应用的领域也不尽相同，目前的测序市场是三代测序技术并存的局面。第三代测序市场的进入壁垒最高，但是技术还不成熟，因此目前只有少数几家公司拥有相对成形的技术。

部分基因测序服务公司见图1。

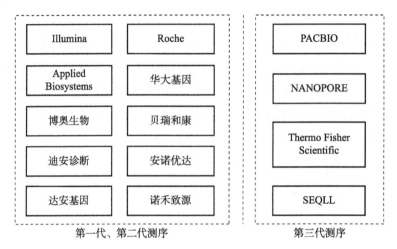

图 1　部分基因测序服务公司

近年来全球基因测序市场快速增长。从全球范围看，测序市场规模增长最快的是亚洲市场，其中中国和印度的市场增长率均超过了20%。随着东南亚地区生物医药行业的持续快速发展，未来中国基因测序市场的增长仍将引领全球。第一代测序技术由于测序通量小，目前的应用领域非常有限，主要是服务于生命科学研究，也涉及简单的临床检测。第二代测序技术经过多年发展已经相对成熟，是目前测序市场上的主流技术，应用领域也更广。第三代测序技术在技术上还不成熟，成本也相对偏高，目前依旧处于研发测试阶段，多用于生命科学的前沿研究。一旦第三代测序技术开发成功、成本下降，由于其独特的技术优势，有望迅速占领测序市场，其不仅在科研上会有非常大的用处，在肿瘤基因检测等方面也可以大展拳脚。

二、基因测序产业链分析

（一）上游：Illumina 一家独大

企业在开发测序仪时，通常都会设计与之配套的测序试剂和耗材，因此测序行业上游竞争的核心还是测序仪的竞争。测序仪的开发模式主要有自主研发和外延并购两种。行业起步时期，以每个企业的探索和研发为主。在形成一定成熟的技术成果后，行业内并购、收购事件开始频繁发生，推动行业集中度不断增加，形成了强者恒强的局面。起初，全球的测序仪市场被 Illumina、Life Technologies 和 Roche 三家公司瓜分，长期处于寡头垄断的局面，其中又以 Illumina 的市场份额最大。2013 年，Illumina 的市场份额为 71%。在之后的几年中，借助于 HiSeq 系列测序仪的不断升级和推广，以及 Illumina 开展的并购和多种合作模式，其继续蚕食剩余的市场份额，逐渐形成了一家独大的局面。2016 年，Illumina 的市场份额增长至 84%。2016 年全球新一代测序仪市场格局见图 2。

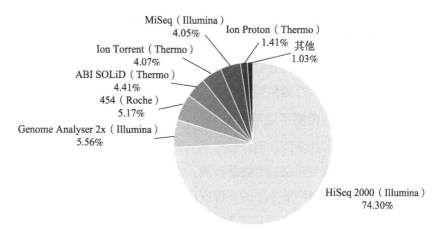

图 2　2016 年全球新一代测序仪市场格局（按仪器型号分类）

资料来源：Next Generation World Map of High-throughput Sequencers。

每一款新型测序仪的面世都基于测序技术理论和方法的突破，因此测序仪市场准入壁垒很高。近年来，我国的测序仪企业也开始尝试进入市场，突围的模式主要有三种：第一种是并购国外的测序仪生产企业，在其核心技术的基础上进行改造升级，推出自主品牌的测序仪，以华大基因为代表。第二种是自主研发，以华因康基因、紫鑫药业等为代表。然而，无论是并购还是自主研发的测序仪，与市场上主流的测序仪相比还是存在性能差、成本高等弊端。第三种是与国外知名测序仪生产企业合作，在其测序仪原型的基础上加以改造，形成具有特殊用途的自主品牌的测序仪，代表公司是贝瑞和康、达安基因和博奥生物等。

（二）中游：测序服务竞争激烈

测序行业中游分为提供测序服务和测序数据分析两大类。随着测序技术的逐步成熟和测序仪功能的不断完善，目前测序服务行业的准入门槛不高，市场高度分散，与测序仪寡头垄断的格局形成对比。目前我国共有几百家提供测序服务的公司，高度集中在一线城市，其中北京、上海和广东等地的测序服务公司较多，均超过了 200 家。随着高通量测序设备的广泛应用和测序服务的繁荣发展，测序的数据量也呈几何式增长。测序设备自动化程度的提高和数据量的增长使基因测序的工作重心从繁重的人工测序转移到数据分析上。第二代测序仪运行得到的原始数据并不能直接提供关于疾病的信息，还需要基于生物信息学的方法，对海量的测序数据进行复杂的数据过滤、基因组比对和拼接处理、拼接后的数据分析等，完成这些步骤后才能发现基因组上的异常信息，最终转化为人们可理解的生物学数据，为疾病的诊断和治疗提供指导。

（三）下游：基因测序应用广泛

得益于测序成本的下降和测序技术的日趋成熟，基因测序的应用领域也在迅速扩大。根据 Illumina 的数据预测，全球目前的基因检测市场容量为 200 亿美元。基因测序最主要的下游应用是临床检测和科研服务两方面，其中临床检测项目占据了 70% 以上的市场，以科研机构、制药企业、CRO 公司和第三方实验室等一线科研单位为用户群体的科研服务占据了 25% 左右的市场。随着基因测序技术的发展和临床转化的不断深入，临床检测市场未来的增长空间极大。在科研服务方面，测序市场的竞争已经异常激烈，但作为生命科学研究的刚性需求，整个市场仍维持着稳定增长，国家在这方面的投入也越来越大。此外，近年来基因测序也开始涉及环境污染治理、生物多样性保护、农牧业育种、司法鉴定等多个领域。基因测序的应用领域具体见图 3。

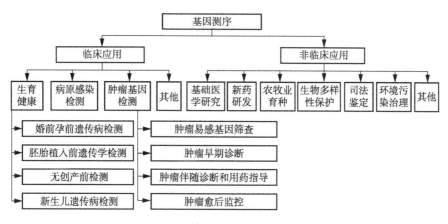

图3 基因测序的应用领域

资料来源：火石创造《基因测序临床应用领域市场分析》（2019）。

三、基因测序的主要临床应用情况

（一）无创产前检测

无创产前检测（NIPT）即胎儿染色体非整倍体无创基因检测，是针对胎儿染色体异常的产前检测技术的一大突破，也是基因测序临床转化最成熟的项目。进行无创产前检测时只需抽取孕妇3~5毫升的静脉血，分离其中的胎儿游离DNA，通过测序平台测序，并对测序结果进行生物信息学分析，即可诊断胎儿是否患有染色体非整倍体相关的疾病。与传统的产前筛查和诊断技术相比（见表1），无创产前检测集合了无创、检测周期短、操作便捷、安全性高、准确率高等多方面优势，其中对21-三体综合征和18-三体综合征的检出率可以达到100%，特异性为97.9%~99.7%。

表1 无创产前检测与传统产前检测方法对比

检查技术	传统产前筛查		传统产前诊断			无创产前检测
	超声检查	联合血清学筛查	绒毛膜取样	羊水穿刺	脐血穿刺	无创产前DNA检测
产检孕周	11~13	11~22	10~13	16~22	26~30	12~24
检出率	70%	60~80%	>98%	>99%	>90%	>99.99%
流产率	无	无	1%~2%	0.5%~1%	1%~2.3%	无
检测周期	1天	7天	3~4周	3~4周	3~4周	7~14天

资料来源：东方证券《基因测序，颠覆医疗》。

受到晚婚晚育和优生优育的政策导向、二孩政策全面放开以及其他诸多因素的影响，在未来很长一段时间内，高龄产妇（大于35岁）将保持较高的比例。随着无创产前检测技术与应用模式的成熟，预计市场渗透率也将从2015年的4%~5%提升到10%以上，未来无创产前检测的市场规模将超过20亿元。

（二）胚胎植入前遗传学检测

胚胎植入前遗传学检测主要用于检查胚胎的染色体是否存在缺陷，是辅助生殖技术和分子生物学技术飞速发展的结果，是未来基因测序临床应用的重要领域。进行体外受精（又称试管婴儿技术）时，精子和卵子在体外结合形成受精卵，发育成胚胎后，再将其植入孕妇子宫中继续发育。胚胎染色体异常是导致试管婴儿种植失败、妊娠早期自然流产和出生缺陷的主要原因之一。因此，在将胚胎植入子宫之前，对其进行遗传学筛查，对胚胎的染色体是否异常进行诊断，选择无异常的胚胎植入母体，可以从根本上提高"试管婴儿"的妊娠成功率，降低自然流产率，提高妊娠质量，并且可大幅提高出生后婴儿的质量。

根据中国人口协会、国家卫生健康委发布的数据，中国育龄夫妇的不孕不育率从20年前的2.5%~3%攀升到近年的12%~15%，不孕不育者约5000万。受环境污染、生育年龄推迟、生活压力等因素影响，不孕人数还在不断增加。随着"二孩政策"放开，更多的高龄妇女渴望生育，从而导致辅助生殖技术的需求进一步增加。体外受精作为一项重要的辅助生殖技术，未来的市场规模将继续扩大。胚胎植入前遗传学检测作为体外受精过程中不可缺少的环节，有望成为继无创产前检测之后基因测序下一个临床应用的爆发点。

（三）肿瘤基因检测

基因测序技术目前在肿瘤方面的应用涵盖了预防、诊断、治疗、监测整个过程。

肿瘤易感基因筛查：肿瘤的发生是遗传因素和环境因素共同作用的结果，致癌基因的异常表达与抑癌基因的失活是肿瘤细胞无限增殖的分子基础。因此通过基因检测，有助于从源头上评估受检者罹患肿瘤的风险，在个体患病前实施有效的监测、预警和干预，降低癌症发病的风险。

肿瘤早期诊断：90%的恶性肿瘤早期无明显症状，发现时通常已是中晚期，因此早发现、早预防、早治疗是防止癌症发生、减缓癌症发展的重要手段。目前临床上比较成熟的肿瘤早期诊断技术主要是通过检测循环肿瘤细胞（CTC）、循环肿瘤 DNA（ctDNA）、循环肿瘤 RNA（ctRNA）和外泌体来实现。肿瘤发生时，少数肿瘤细胞以及凋亡的肿瘤细胞释放的 DNA 和 RNA 片段等会进入血液，通过抽取外周血来捕获这部分细胞、DNA 和 RNA，再对它们进行测序，可在肿瘤发生的早期就进行确认，从而提高治愈率。

肿瘤伴随诊断和用药指导：研究表明，肿瘤的发生往往并不是单个基因突发的结果，而是多个基因共同作用导致的。即使是同一类型的肿瘤，在基因层面上的差异也可能是巨大的，需要通过基因测序对肿瘤进行分群，进而采取不同的治疗方案。此外，同一种药物对不同患者的治疗效果差异较大，这种个体差异很大程度上取决于个体基因上的特征。因此，根据患者的基因检测结果以及药物遗传学机理，为患者本人制定更有针对性的用药方案，可大幅提高治疗的有效性，最大限度地延长患者的生存期。

肿瘤愈后监控：大部分的肿瘤治疗后都存在较大的复发风险，通过基因检测手段可及时准确地对肿瘤的复发与否进行监测，最终实现及时治疗的目标。

（四）其他

基因测序的临床转化项目除了无创产前检测、胚胎植入前遗传学检测、肿瘤基因检测以外，也包括病原体感染检测、婚孕前的遗传病检测、新生儿遗传病检测等。此外，基因测序也开始由临床领域向非临床领域扩展，涉及环境污染治理、生物多样性保护、农牧业育种、司法鉴定等多个方面。目前这些应用都还处于起步阶段，仍存在不少问题需要解决，尚未大范围推广应用。随着未来测序技术的不断成熟和普及程度的逐步提高，基因测序有望在这些领域大展拳脚，真正实现"基因测序+"的全产业多点覆盖。

参考文献

［1］施慧琳，苏燕，许丽，等．高通量测序行业现状与发展趋势分析［Z］.中国科学院上海生命科学信息中心，2018.

［2］德勤洞察．引领市场，制胜未来——中国细胞和基因疗法市场分析［R］. 2020.

［3］东方证券．基因测序，颠覆医疗［R］. 2014.

［4］基业常青经济研究所．政策助力基因测序发展，液体活检领域是布局关键［R］. 2018.

［5］天风证券．诊疗 or 预防，基因测序引导医学思维反转［R］. 2017.

如何用工业化流程实现个体化细胞治疗

刘沐芸

（个体化细胞治疗技术国家地方联合工程实验室）

摘要：从过去近20年学术期刊报道的先进个体化治疗临床研究，及不同国家对这些先进治疗方法基金资助的跟踪来看，细胞治疗进展非常快，稳居各个国家的支持政策优先序列，但从现状来看，至今并没有形成一个以细胞治疗为核心的新兴产业，也没有出现一个"Game-changer"的"重磅炸弹"。主要原因在于个体化细胞治疗的"高动态性、高复杂性、个体化"等特征使其无法共享已成形的生物医药产业设施与审评审批体系，需要构建新的基于细胞治疗特性的产业设施和审评审批体系，加速新兴细胞产业的形成。

关键词：个体化细胞治疗产品；智能制造

面对个体化细胞治疗、基因治疗和其他一些先进的治疗方法，我们要如何评价这些新一代个体化细胞治疗方法的真实进展呢？

从过去近20年学术期刊报道的先进的个体化治疗临床研究，及不同国家对这些先进治疗方法基金资助的跟踪来看，细胞治疗进展非常快，稳居各个国家的支持政策优先序列。但为何迟迟没有"重磅炸弹"出现呢？

因为，要真正评价哪些人以及有多少人从细胞治疗研究进展中获得益处，可能不能只看发表的文章数量和国家基金支持的力度，而要看这些国家基金支持的项目和发表文章的研究结果有没有推动形成一个新的商业体系或者产业体系。支持政策的优先序列只能反映政策制定者的良好愿望，要实现良好的结果中间还隔着一系列的策略、方法和路径。

从这方面来看，个体化细胞治疗的真实进展可能还不算成功，目前只能归为科学研究上的成功，离产业的成功还有很大的差距。因为，细胞治疗至今还没有形成一个以个体化细胞治疗商品化与普及化为特征的新产业。只有形成了一个新产业，或者说以工业化的形式批量实现个体化治疗服务，并有配套的产业链上下游，面向未被满足的临床需求，实现病有良医，建设一个新的高质量现代化产业体系，才是一项研究成果实现了其改变临床现状的产业化过程。

可能乍一看，"批量生产个体化细胞产品"会显得有些矛盾，但其实细想之后，并不矛盾，因为任何一项研究成果想成为改变世界的商品，都需要工程化的思路（Engineering Principles），应用工业化的方法（Industrialization），将研究成果"固化"为稳定、标准、持续供应的产品，也就是前面讲的"批量生产个体化细胞产品"（Mass Customization）。

例如，世界著名的CAR-T疗法，虽然具有突破性疗效，但却因生产困难，无法标准化、规模化，交付链条烦琐，缺乏可持续性，也因此价格昂贵，不具备广泛的可及性。所以，我们需要构建一个可以支持个体化细胞治疗批量定制、稳定交付的配套的产业新基建和产品交付体系。

美国食品药品监督管理局预计，2025年后，每年会批复10~20个先进细胞治疗产品。我国对此没有明确的承诺，但目前我国正在进行中的细胞治疗IND也有近30个，未来还会不断有新的细胞治疗产品提交IND申请。据美国再生医学产业联盟的年度报告，目前全世界有1000多项细胞产品IND临床研究在进行中，有60000多名不同适应证的患者参与这些临床研究。我们可以设想，如果没有配套的产业新基建施以工业化手段，简化生产，优化交付并降低成本，这些注册临床研究项目能否顺利开展可能都是一个问题。

因此，国际上一些大的生物科技公司和药厂也开始关注细胞治疗、基因治疗等一些先进治疗方法，虽然数量还不太多，但这些具有成功产业经验的大药厂、大生物公司的行为却具有一致性，就是从细胞治疗、基因治疗等个体化疗法所需要的基础设施如通用型的GMP厂房、避免批次混淆的管理系统等开始，这也应验了那句老话——"英雄所见略同"。他们看到，这些个体化细胞治疗研究成果的产品化需要配套新一代的产业体系，甚至是标签管理等，才能实现个体化细胞治疗产品批量、标准、持续地稳定交付。

2019 年 11 月，美国政府制定了《面向 2030 国家先进细胞制造路线图》，以实现"大规模、低成本、可重复、高质量"的先进细胞制造为目标，明确指向要"设计、开发大容量、集成在线监测和数据处理的，全自动、一体化、反馈式、可平行制造复杂样本的封闭系统，并集约使用洁净环境"。势要通过颠覆性创新实现"活"细胞产品的常温保存和常温运输（可与"火箭可回收"媲美），以便利配送和使用。

该细胞制造路线图直接将细胞智造列入美国国家安全事务序列，因为如果没有细胞智造支持，对当前医疗体系现状形成颠覆性改变的细胞治疗技术和产品就无法成为人人用得起、用得上的一般性产品，也无法将美国研究的细胞治疗产品像其他生物医药产品那样卖往全世界，继续保持美国在全球生物医药领域的领先性以及美国生物医药企业在国际的领导地位。

也有细胞公司与行业细分领域的专业小能手联合打造稳定的个体化细胞治疗产品生产交付体系，比如北科生物与赛动智造联合开发的细胞智造无人生产线（提前实现"美国细胞制造路线图 2030 年发展目标"），搭载有细胞制备管理系统等工业软件，配置温控运输、追溯管理系统和质量查询系统，建立可以支撑个体化小治疗产品全生命周期追溯的软件系统，以帮助细胞公司实现细胞治疗产品的全球生产和稳定交付。

美国国家规划和行业"大佬"的动作表明了细胞治疗的行业风向标，通过培育和联合行业小能手共同布局新的产业设施，打通具有突破性疗效的细胞治疗商品化过程中所必需的智造、物流、运输等关键环节，确保细胞治疗研究成果成功转化，对这些先进细胞治疗产品具有稳定、持续的可及性需求。因为，新的研究成果如果没有新设施配套就无法推动新医疗体系范式变革的完成，而新的产业设施不仅是硬设施的投资建设或软体系的积淀，更是工程化创新、跨专业集成创新以及颠覆性创新等的创造应用，从而在根本上实现"活"细胞产品的质量稳定、安全有效、成本可控。

联合具有突破性研究思路、具有不同专业能力的行业"破坏者"共同构建一个"鲇鱼"式的创新联合体，驱动行业变革，会是一个高效的实施路径，政府或大药厂提供硬资源，行业小能手实施"破坏性"创新，优势互补而又精简高效。不是说大药厂和大公司无法实施行业小能手的行为，只是需要时间和反复的试错，但是大公司赖以生存的运行体系在根本上与颠覆性创新所需要的"灵巧、弹性和快速"机制相悖，而对这些成功的行业"大佬"来说，时间是最宝贵的资源。

因此，地方部署发展新兴产业，打造新产业设施，建立完善的硬设施，并着重培育行业小能手，组织、聚集发展将是一个高效的实施路径，主要关注其是否具备承担破坏性创新的知识、队伍和方法路径，而没有必要区分"大""小"。因为这本身就是一个过去不存在的新领域，成熟大企业的成功是基于已经存在的、人们熟知的、成熟稳定的行业和商业模式，但这些成功经验和模式未必能复制到一个过去不存在的新兴行业。

掌握一项专业技能或创新成果，开启一个新的细分领域是"小"的创业型公司天生的基因和驱动力，因为若没有过硬的专业成果，就不会有其创业这个具体的行为。因此，在建设新产业设施时需要配套新的决策体系，惯性地选择有实力的大公司未来可能面临专业缺乏的不确定性，附带成本也会更高。大洋彼岸的创新型小公司 SpaceX 和老牌巨无霸波音公司同台竞技 NASA "不可能任务"的比赛，就是一个很好的例子。在"火箭可回收"这一全新细分领域，波音完全没有知识和经验积累，相对一个因此而生的 SpaceX，波音毫无优势可言。

深圳一个案例也是很好的说明，这里不涉及招标遴选的具体过程以及过程的合法性，只从一个旁观者、从决策惯性的角度谈谈如何选择合作伙伴。负责项目部门在选择环评单位时，不管从哪一个维度，比如主要领导的决策风险、决策外部性、决策可信度等，选择一个具有国家名头的大院大所都是一个优化选项，或者至少是一个不会引发议论的决策。但没想到的是，一个国家级的环评院所竟然出具一份抄袭的环评报告并进行了公示。可见，对有国家名头的大院大所的惯性思维导致人们对报告内容的实质性审查有所松懈，从而使明显有抄袭痕迹的报告却进行了公示，然后又被撤回的事情。更高的成本由此产生。

回到产业新基建搭建，在新产业体系构建中，我们要规避这种决策惯性，减少对存量产业中"大"的惯性依赖。我们需要选择那些具备新产业发展核心能力的专业创业型公司合作，比如能够实现细胞质量及时检测的细胞质量检测机构，能够实现批量细胞智造自动化生产的创业公司等。据美国先进细胞智造报告测算，"端到端"细胞智造无人生产线的投产应用将在极大提高细胞治疗和基因治疗等先进治疗产品的质量、保障患者安全的同时，降低直接成本 20%~30%。

这些成果都被"小"的创业公司掌握，但谁又知道那些今天的"小"公司不会是下一代的大公司、大企业？特斯拉刚成立时，谁能想到其今天的市值远超"奔驰、宝马、大众"市值的总和呢？

让熟知存量产业的大众理解新技术、新成果、新产业和新公司是创业者的职责之一。还得让临床应用这些先进细胞治疗产品的医护团队理解细胞治疗如何发挥作用、如何开具处方、如何在需要的时间内交付使用等具体的细节和流程。因为个体化细胞治疗产品无法像其他成药那样在医院的药房随时"等待"医生的处方。

因此，建设一个支持细胞治疗、基因治疗等先进治疗产品的产业设施和体系，将技术提供方、医院、物流、患者等联通起来非常必要，智能化、数字化、自动化将是趋势。

目前，越来越多的肿瘤、罕见病等重大疾病的患者通过细胞治疗、基因治疗等先进疗法改变了命运。但要让每一个有需要的患者都能享受到改变命运的先进治疗产品，我们就需要组织"技术+智造+检测"创新联合体建设配套的产业新基建，通过工业化的路径实现个体化细胞治疗的批量生产，一个新兴产业将由此崛起！

参 考 文 献

[1] Peter Marks. Director of the Center for Biologics Evaluation and Research on new policies to advance development of safe and effective cell and genetherapies, 2019 [DB/OL]. https://www.fda.gov/news-events/press-announcements/statement-fda-commissioner-scott-gottlieb-md-and-peter-marks-md-phd-director-center-biologics.

[2] Roadmap for advanced cell manufacturing shows path to cell-based therapeutics [DB/OL]. http://www.news.gatech.edu/2016/06/11/roadmap-advanced-cell-manufacturing-shows-path-cell-based-therapeutics.

[3] The standards coordinating body for regenerative medicine [DB/OL]. https://www.standardscoordinatingbody.org.

区域研究

发达国家和地区健康经济观察

阮　萌　汪云兴

（综合开发研究院（中国·深圳）公共经济研究所）

摘要：通过梳理欧洲、美国、日本、以色列健康经济的政府举措、市场供给、社会需求等，分析发达国家和地区健康经济的特点，总结其健康经济发展经验，为我国健康产业发展提供借鉴。

关键词：欧洲；美国；日本；以色列；健康产业

一、引言

发达国家和地区的健康经济发展已有几十年的时间，产业已经从起步阶段进入成熟阶段。本文对欧洲、美国、日本、以色列等典型国家和地区健康产业的发展状况进行观察，分析政府推动健康产业发展的主要举措、健康服务和产品供给的情况和模式、社会对健康需求的情况等，为我国健康经济发展提供经验借鉴。

二、美国健康经济观察

（一）政府举措

（1）**精准医疗计划**。2015 年 1 月 20 日，时任美国总统奥巴马在国情咨文演讲中提出"精准医疗计划"（Precision Medicine Initiative），并在 1 月 30 日宣布启动该计划，重点资助四方面的研究。一是建立百万人群规模的全国研究队列，收集相关医疗数据（包括病历、遗传和代谢图谱，以及环境和生活方式等信息），为深入了解疾病、进一步开展精准医疗相关研究奠定基础。二是专门针对肿瘤开展基因组学研究，开发更精准有效的治疗方法。三是资助食品药品监督管理局（FDA）1000万美元，用于开发高质量的数据库，以评估新一代测序技术，并确保其用于患者的准确性、可靠性和安全性。四是制定信息数据相关标准，保护患者的隐私和信息安全。

（2）"癌症登月计划"。时任美国总统奥巴马于2016年1月12日在国情咨文中宣布启动"癌症登月计划"，并任命时任副总统拜登为总指挥，统筹政府、企业、投资机构和社会各方力量，促进跨部门、跨学科、多行业合作，推动癌症研究快速发展，用5年时间完成原本需要10年完成的癌症研究任务。"癌症登月计划"明确五大战略目标：一是鼓励多学科合作，促进科研与临床研究协同整合，推动癌症研究尽快取得新突破。二是出台数据共享政策，打造数据共享渠道，开发数据存储平台，培育数据互联共用人才，促进数据充分利用。三是加快癌症临床研究与成果转化，加速药物与器械评审和许可进程，促进新疗法及时应用于临床。四是出台健康防护政策，推出新的健康项目，扩大癌症医保范围，加强对环境致癌因素的认识和癌症筛查，全面加强癌症预防与治疗。五是推进癌症新技术、新方法的研发，加强癌症宣传教育，改进诊疗服务，让更多的癌症病人有机会接受高质量的治疗。

（3）创新性神经技术大脑研究计划（Brain Research through Advancing Innovative Neurotechnologies Initiative）。2013年4月2日，美国时任总统奥巴马宣布启动"创新性神经技术大脑研究计划"，旨在绘制显示脑细胞和复杂神经回路快速相互作用的脑部动态图像，研究大脑功能和行为的复杂联系，了解大脑对大量信息的记录、处理、应用、存储和检索的过程，改变人类对大脑的认识。其最终目的是产生对脑功能障碍的认识，帮助研究人员找到治疗、治愈甚至防止老年痴呆症、创伤性脑损伤等脑部疾病的新方法。

（4）《国家生物防御战略》。美国政府发布的《国家生物防御战略》，是美国首个旨在全面解决各种生物威胁的系统性战略，同时成立一个新的内阁级生物防御指导委员会，通过监督、协调15个联邦政府机构和情报界工作，来评估和打击针对美国的生物威胁。该战略指出，美国政府将首次全面评估生物防御需求并持续监测国家生物防御战略的实施情况，以确定政府应优先考虑的生物防御资源和行动。这是美国政府首次计划监测自然发生的生物威胁，例如流行性感冒等病原体的暴发以及其他有能力伤害大量人口、动物和农业的传染病。《国家生物防御战略》拟通过建立一个分层的风险管理系统来应对生物威胁和事件，并达成五大目标：强化生物防御风险意识、提高生物防御单位防风险能力、做好生物防御准备工作、建立迅速响应机制、促进生物事件后社会经济和环境的恢复。

（二）市场供给

1. 产业发展

美国是世界上医药产业市场规模最大、市场化程度最高的国家。生命科学产业长期以来一直是美国经济的支柱产业之一，也是美国保持国际经济竞争力重要的贡献者之一。根据 Statista 数据，2019 年美国健康产业（包含医药流通、医药支付、健康服务、生物技术等领域）的市场规模达到 4767 亿美元，预计到 2024 年美国健康产业市场规模将超过 6000 亿美元。受益于日趋完善的医疗保障体系和高效可信赖的监管体系，美国已经营造了良好的健康产业发展环境，培育出了辉瑞（Pfizer）、强生（Johnson & Johnson）、默克（Merck & Co）等一批国际知名企业。随着医疗保健支出越来越多、人口结构老龄化、慢性病（比如糖尿病和肥胖）的流行、医疗支出报销更便捷以及 2010 年颁布的《患者保护和大众医疗法》（PPACA），美国医药产业将继续保持较快的发展速度。

2. 产业集群

美国生命健康产业的创新集群较多，相互之间也有竞争，但总体上各有特色和侧重点。例如，大波士顿地区的整体实力最强，在人才资源深度、初创企业质量、吸引资金力度、大型企业总部或研发中心数量等各方面都遥遥领先，是美国乃至世界生命科学产业的高地。纽约用于生命健康产业研发的民间资金和各级政府经费都十分充足，作为新兴创新集群的代表正在加速发展。新泽西是美国传统的"药都"，发展生命科学产业尤其是小分子化学制药业的底蕴和经验丰富，拥有大量高素质的产业工人。费城地区也有优质人才资源和制药业历史底蕴，其在中央商务区新建研发场所的做法，代表了美国生命健康产业发展的新趋势。美国重点生命健康产业集群情况见表1。

表1 美国重点生命健康产业集群情况

产业集群	科研院校	龙头企业或研究机构
大波士顿	哈佛大学、麻省理工学院	百健、赛默飞世尔、波士顿科学、诺华、辉瑞、阿斯利康、安进、赛诺菲
旧金山湾区	斯坦福大学、加州大学伯克利分校	吉利德、罗氏、拜耳、诺华
纽约—新泽西	洛克菲勒大学、哥伦比亚大学、普林斯顿大学	辉瑞、百时美施贵宝、强生、默克、新基、碧迪、罗氏德康、葛兰素史克、武田制药、赛默飞世尔
圣地亚哥	加州大学圣地亚哥分校	德康、葛兰素史克、武田制药、赛默飞世尔
马里兰—华盛顿特区	约翰斯·霍普金斯大学	丹纳赫
费城	宾夕法尼亚大学	迈兰、葛兰素史克、赛诺菲、辉瑞、阿斯利康
西雅图	华盛顿大学西雅图分校	吉利德、新基、百时美施贵宝
北卡三角区	杜克大学、北卡大学教堂山分校	百健、葛兰素史克、默克、诺和诺德、诺华、辉瑞
洛杉矶—橙郡	加州大学洛杉矶分校	安进、艾尔建、礼来、强生、赛默飞世尔
芝加哥	伊利诺伊大学厄巴纳—香槟分校、芝加哥大学	雅塔、艾伯维、GE 医疗、百特、武田制药

资料来源：作者根据相关研究文献整理得到。

（三）社会需求

1. 健康需求

美国是世界上最大的医药消费国和生产国，有全球最大的医药市场。2019 年全年，美国国内生产总值达到 21.7 万亿美元，全年增长 2.3%，人均收入约 3.77 万美元。绝大多数美国人的健康意识极强，加上美国老龄化的加速、健康相关服务和产品的大众接受度高等原因，为生命健康产业带来了巨大需求。55 岁以上的美国人在 2030 年将会比 2017 年增长近 1 倍，从 6000 万（占美国总人口的 21%）增长到 1.076 亿（占美国总人口的 31%）。美国消费者对于健康相关产业有更多的了解，对健康相关服务和产品的接受度更高。

2. 商业医疗保险与医疗机构深度合作

美国的医疗保险业是生命健康产业发展的重要保障。健康产业的再分配几乎都是由医疗保险业实现的，保险公司收取一定的保费，为投保人选定医生和相关医疗机构，利润的驱动使得其通过与医院的合作加强了成本控制，提高了成本节约度；另外，在与医院的合作中严格划定好诊疗程序和相关收费标准，以利于医疗资源社会化配置的优化。未来我国商业医疗保险可以根据中国的实际情况进行深耕，推出针对高收入群体或老年人的特殊医疗保险，从保险延伸到服务，创新模式。

三、欧洲健康经济观察

（一）政府举措

欧盟"地平线2020"计划重点投资多项提高人类健康水平的研究和创新，使老年人更加积极、独立和长寿，并支持发展新的、更安全的、更有效的干预措施，具体见表2。"地平线2020"也支持有益于健康和保健系统可持续发展的研究与创新，在健康、人口变化和福利方面共投资74.72亿欧元。

表 2　欧盟"地平线 2020"计划的健康资助领域及内容

资助领域及类别		资助内容
个人医疗和护理		1. 提高对影响健康、老龄化、疾病的原因和机理的认知； 2. 提高对健康的监控能力，预防、检测、治疗和掌控疾病； 3. 保持老年人的活力和健康； 4. 健康与保健服务方面新的模型和工具
协调活动		为成员国在神经学、癌症、系统药物等领域的活动进行融资
其他活动		其他具有挑战的领域的活动，特别是创新药物计划、欧洲和发展中国家临床试验伙伴关系、主动与辅助生命计划等
研究和创新	创新药物计划（IMI）	支持研究机构和企业合作开展的研究项目，建立工业界和学术界的专家网络
	主动和辅助生命计划（AAL）	支持研究机构和中小企业以市场为导向，在欧盟"老年人活力与健康计划"（EIP 和 AHA）中创建新型伙伴关系
	"地平线 2020"最初两年计划	支持生物标记物领域和医疗诊断设备验证领域的创新型中小企业

资料来源：《欧盟"地平线 2020"计划》。

(二) 市场供给

1. 产业发展

据统计，目前欧洲医药市场份额占全球市场份额的20%以上。欧洲国家医药产业从研发到生产大都由政府、研发机构以及营利性公司共同参与完成，公私合作特色明显，通过不断加大对生物医药研发的投资力度，欧洲生物医药创新能力明显增强。和美国一样，欧洲医药产业也呈现区域性生产、研发动态集中的特征，产业集聚明显加快，出现了跨国家或以产业联盟为组织背景的产、学、研产业集群孵化联合体。此外，欧洲国家医药外包研发（CRO）趋势也十分明显，中国、东欧及印度是欧洲医药研发外包的主要目的地。

2. 产业集群

欧洲也形成了不少生命健康产业集群，如英国剑桥生物医学园、法国巴黎基因谷等。

剑桥生物医学园位于英国剑桥市的南部边缘，是 Addenbrooke 医院和剑桥大学医学院的所在地，是英国最大的健康科学和医学研究中心，是欧洲最大的健康科学和医学研究中心，同时也是5所被英国卫生署承认的具有国际竞争力的学术健康科学中心之一。剑桥生物医学园集聚了世界一流的生物医学研究、病人护理和教学等机构，院内学者约有17000人，包括医务人员及其他工作人员，其中有超过7000名医疗专家和科学研究者，为英国乃至全世界的病人提供高质量的医疗健康服务。

法国巴黎基因谷是欧洲建立的第一个基因谷，是法国在21世纪保持自身优势和摆脱落后局面所采取的重大战略措施，它把国家研究中心、高等教育和生物技术企业引入基因谷，形成研究、教学和成果产业化的摇篮，致力打造世界一流的生物技术综合研究、高等教育、科学文化基地。

(三) 社会需求

欧洲拥有较好的卫生健康保障体系，具备较高的医疗健康技术，能够提供高质量的健康服务和产品。如英国是全球高福利的国家之一，建立了以国家健康服务体系（NHS）为主导，以社会医疗救助、商业健康保险为辅助的国家卫生服务保障体系，它的医疗保障范围十分广泛，从预防、初级保健，到住院治疗、长期医疗保健、护理康复，以及眼科和牙科，甚至还包含了各种疾病造成的损失补贴。最重要的是，其项目都保持着极高的保障水平。德国医疗技术创新能力国际领先，仅次于美国。德国生物医药行业在心脏、血液循环、糖尿病、癌症等疾病的病源研究、预防、基因治疗等方面拥有国际先进水平，德国已经成为很多人出国就医优先选择的目的地。

四、日本健康经济观察

（一）政府举措

1. 顶层设计

1971 年日本政府就开始将生命健康作为重点发展领域。2011 年，日本在科技基本计划中提出"推进生命创新"，在 2016 年实施的第五期科技基本计划（2016—2020 年）里提出"健康与医疗战略"和"医疗领域研究开发推进计划"。在"科技创新综合战略"中，将再生医疗、组学研究、构建生物资源库、生命伦理研究等作为实现健康长寿社会战略目标的重点举措。另外，颁布《健康与医疗战略推进法》，在内阁府设立健康医疗战略本部，负责进行顶层设计、统筹指挥，推进"健康与医疗战略"；颁布《13 本医疗研究开发机构法》，成立由内阁府直接掌管的日本医疗研究开发机构（AMED），负责一元化统筹原来由厚生劳动省、文部科学省和经济产业省分别开展的健康与医疗相关的研究开发计划与项目，实施医疗领域研究开发推进计划。

2. 财政支持

根据 OECD 公布的各国政府投入健康与医疗领域的研发经费预算数据，2016 年，日本政府投入生物科技相关经费预算约 2500 亿日元，其中投入健康与医疗领域的约 2000 亿日元，重点聚焦于医药和医疗器械创新、创新性医疗技术研发、再生医疗产业化、基因组医疗产业化、癌症研究、脑与心健康研究、传染病控制等领域。根据人民网相关新闻报道，日本政府2019年度财政预算案中，用于医疗、看护等领域的社会保障费用达到34万亿日元左右，占财政预算的1/3。伴随着人口老龄化而增加的财政预算高达5000亿日元。

3. 开放协作

为降低创新药物的研发成本、提高研发效率，日本积极推进开放创新。日本政府在内阁府设立了以总理大臣为本部部长的健康与医疗战略推进本部，建立了"健康与医疗战略室"，推进开放创新战略，指导跨部门的重大关键技术研发、集中资源投入产学研合作的战略性研发和着眼长远的持续性研发等。在健康与医疗战略室指导下，以理化学研究所、医药基础·健康·营养研究所和产业技术综合研究所为核心，联合各创药相关研究机构，构建"创药支持协作网"，提供研究成果实用化"一站式"服务，推动大学和科研院所等机构的优秀基础研究成果向创新医药产品转化。

4. 机制创新

为推动创新药物的研发，日本对医药品与医疗器械监管机构（PMDA）进行了重大改革，提升监管能力与水平。持续扩充人员编制，强化监管能力，大幅缩短新药审批周期。设立再生医学等制品特别审批制度，对再生医学等制品实行附带条件与期限的批准制度，允许其先销售再进一步检验安全性。针对医药品候选物的最终确定和临床前期试验阶段的研究开发计划、技术路线，以及基因重组疫苗的品质与安全性等开展医药业务战略咨询工作。推进医疗信息数据库建设，构建基于临床试验电子数据的新一代审批与咨询体制。建立产学研联合的创药支持协作网，形成有效的协同创新机制。推进医药品与医疗机器伦理科学研究，在科学的预测、评估和判断基础上确保医药审批的准确性。实施先驱审查指定制度和未获批药物迅速实用化制度，加快新药在日本审批上市的进度。

（二）市场供给

1. 产业发展

根据日本经济产业省估算，日本健康产业的市场规模2016年达到25

万亿日元，2020 年约为 27.6 万亿日元，到 2025 年将进一步扩大到 33.1 万亿日元。其中，医疗保健和护理行业的市场规模将由 2016 年的 15.8 万亿日元增长到 2025 年的 20.6 万亿日元。

从产业结构与未来发展趋势来看，日本医疗保健和护理行业以老龄人的康复护理以及相关的产品和服务为主，市场规模将由 2016 年的 8.4 万亿日元增长至 2025 年的 10.9 万亿日元，约占全日本健康产业市场总规模的 1/3；日本健康商业保险行业发展也较好，市场规模将由 2016 年的 7.2 万亿日元增长至 2025 年的 9.4 万亿日元，约占全日本健康产业市场总规模的 28.1%。此外，健康食品和运动产品等新兴健康领域发展也较快，预计市场规模将由 2016 年的 3.9 万亿日元增长至 2025 年的 5.8 万亿日元，年均增速约 4%。据日本劳动政策研究研修机构预测，到 2030 年日本健康产业将吸收就业人口 944 万人，健康产业将成为日本就业人口最多的产业。

2. 产业园区

（1）日本神户医疗产业都市。

面对阪神大地震的震后复兴工作，神户市从 1998 年起实施"神户医疗产业都市构想"，在神户港填海围造的海上都市 PortIsland（湾岸人工岛）第 2 期项目中汇集了相关的医疗产业，并作为尖端医疗技术的研究开发基地展开了城市配套规划。日本神户医疗产业都市的建设目的不仅是成为医疗相关产业基地，还将实现从基础研究至临床应用等的一体化，提高因推进现有产业的高度化和就业情况的稳定性而带来的神户经济的活性，并不断提高医疗服务水准和市民的健康福利，提高亚洲各国的医疗技术，从而为国际社会做出贡献。神户医疗产业园包括三个核心板块，即医疗机器开发、药品临床研究和再生医疗的临床应用，以港湾人工岛为中心建设高端医疗技术的研究开发基地，使相关产业集中起来，形成从基础研究到临床应用再到产业化的一体化发展模式。

（2）日本静冈医药谷。

静冈县依托自身条件，于 2001 年启动富士医药谷计划，建立起以健康、医疗、生物试验、保养、度假为一体的新型健康基地。以县立静冈癌病中心的开设为契机，根据这一地区的资源和特性，推进富士医药谷项目，以世界水平的医疗技术开发为目标，以先进的研究开发、产业促进、医疗及健康相关产业的振兴和集约化发展为重点。静冈医药谷以打入世界市场为最终目标，依托对现有教育资源的利用、吸纳企业的资金投入以及各级行政部门的大力支持，努力打造具有强竞争力、高集约化的医疗、科研、企业三位一体的产业集群。静冈县自2001年起制定了发展战略五部曲，分别是建设卫生基础设施、建立卫生产业、开发人力资源、建立健康社区、制定全球发展战略。

（三）社会需求

日本开展国民健康管理可以追溯到1978年。当时日本厚生劳动省首次推出了国民健康运动计划，重点是推广健康体检，增加保健护士、营养师人数等。10年后，作为第二次打造国民健康对策中的重要一环，厚生劳动省又提出了确保老人健康体检的机制、规范地区保健中心、培养健康运动指导师等目标。此外，还更加注重培养国民的运动习惯，制定运动指南，推进健身设施的建设等。2000年，日本开始第三次打造国民健康对策，政府颁发了"健康日本21计划"，并且在2002年颁布了《健康增进法》，旨在为推动国民健康提供法律依据。经过长达30多年的努力，每5年调查一次的结果表明，日本人的平均寿命一直呈增长趋势。日本几乎每个城市都有健康管理中心，除齐全的社会养老医疗设施和高质量的空气、饮水及食物外，还有政府对民众健康的积极管理。日本政府每年要为癌症、糖尿病、心脑血管疾病等患者支付巨额的医疗费，为促进民众健康生活、帮中老年人及早发现和预防疾病、减少政府财政负担，日本几乎每个城市都设有由政府出资建立的公立健康管理中心，而且和当地公立医院及大学附属医院等相互关联，为当地民众提供全面的健康管理服务。

五、以色列健康经济观察

（一）政府举措

以色列政府通过各种补助和奖励项目构建生命科学产业研发支持网

络。以色列成立创新局（前身为首席科学家办公室），主要作用是培养和开发以色列的创新资源，同时建设生命健康产业所需的基础设施。2008年以来，以色列创新局通过各种项目在生命科学产业投资超过1亿美元，包括针对早期阶段企业家的项目（TNUFA）、孵化器项目和针对成长型企业的项目，并通过Magnet项目（学术界和产业界联盟）、Nofar项目和Kamin项目，缩减应用研究和产业之间的差距。另外，以色列还设立专门的平台来支持对以色列技术感兴趣的跨国公司、寻求国外新市场的以色列企业以及试图将创新先进的制造技术融入业务的传统工厂。2018年3月，以色列政府批准了一项价值2.64亿美元的全国数字医疗计划，旨在发展预防性和个人化医学。预算主要用于建设医疗研究所需的基础设施，支持以色列医疗保健系统与本地的数字医疗初创公司合作。该计划还包括一项以色列国家基因组临床项目，由以色列创新局主导，旨在对10万名以色列志愿者的基因组进行测序和分析。将基因组序列数据与全面的临床信息结合起来，对大数据进行深入分析，这有助于启动新的医学研究，促进药物研发以及预防性和个人化医疗的发展。该计划不仅有利于生命科学产业的以色列初创公司，还会提高以色列的全球竞争力。

（二）市场供给

1. 产业发展

以色列生命科学领域集聚了1500多家企业，从业人员超过85000人。近年来，以色列生命科学企业数量保持高速增长态势，2008—2017年，以色列共成立了1307家生命科学企业，平均每年新成立131家企业，具体见图1。

2. 产业结构

以色列生命健康产业形成了以医疗器械为主导，以医疗保健技术和数字医疗为特色的产业体系。从企业领域分布来看，医疗器械企业占比约40%；医疗保健信息技术和制药类是以色列第二大子行业，占比约32%；农业生物技术所占份额不大，但是增长最快。具体见图2。

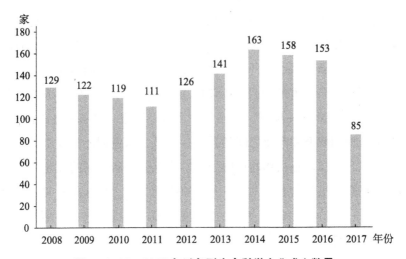

图1 2008—2017 年以色列生命科学企业成立数量

资料来源：火石研究院《以色列生命科学产业发展现状分析》（2018）。

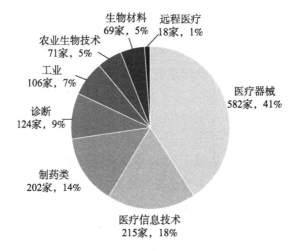

图2 以色列生命健康产业结构

资料来源：火石研究院《以色列生命科学产业发展现状分析》（2018）。

3. 重点企业

经过多年发展，以色列培育了制药巨头提瓦、生物技术公司 AtoxBio、医疗器械公司 Aspect Imaging 等一批行业龙头企业。表3 为以色列重点生命科技公司概况。

表3 以色列重点生命科技公司概况

产业类别	公司名称	发展概况
创新药	Alcobra 制药公司	新兴生物制药公司，致力专利药美他多辛缓释片的研发和商业化
	Avraham 制药公司	致力研发治疗和防范神经退行性疾病的创新型产品
	Galmed 制药公司	一家临床期生物制药公司，致力一种治疗肝脏疾病和胆固醇结石口服日用疗法的研发和产业化
仿制药	提瓦制药	世界上最大的仿制药生产企业，拥有 215 种产品，业务遍及全球 60 个国家
	Mapi 制药	处于发展期的制药公司，致力研发高准入壁垒和高附加值的仿制药，研发了 13 种复杂的原料药
制剂开发	Foamix	临床期专业制药公司，主要是为皮肤疾病、妇科病、创伤烧伤和眼科疾病研发拥有自主专利的外用泡沫药物及 OilGel 技术平台
	PolyPid	建立了创新型的给药平台
生物制药、抗体、免疫疗法及疫苗	cCAM 生物制药	一家临床前期的公司，致力研发癌症免疫疗法，主打产品是免疫调节抗体 CM-24，提高 T 细胞和自然杀伤细胞活性的效果
	TMMUNE	炎性疾病和癌症单克隆抗体方面的领导者

资料来源：火石研究院《以色列生命科学产业发展现状分析》（2018）。

（三）社会需求

2019 年，以色列在全球最健康国家指数榜单（Bloomberg Healthiest Country Index）中排名第 10。虽然国内市场不大，但是以色列积极拓展海外市场。仅在 2017 年，生命健康领域的出口就达到了 85 亿美元，其中很大一部分是医疗器械。以色列生命健康产业主要出口市场为北美（68%）、欧洲（25%）、亚洲（5%），同时通用电气、飞利浦、西门子、强生等世界主要医疗器械生产商均在以色列设立了研发中心。为了全面提升健康水平，2018 年以色列投资 2.87 亿美元启动公民健康大数据项目，面向全体公民开展健康数据化，建立一个庞大的健康数据库，旨在通过大数据分析，让医生、医药企业、健康机构更好地了解药物和医疗技术在现实世界中的表现。

参考文献

[1] 夏艳玲 . 健康产业发展新模式的国外经验与借鉴 [J]. 经济研究参考，2018 (65).

[2] 侯韵，李国平 . 健康产业集群发展的国际经验及对中国的启示 [J]. 世界地理研究，2016 (6).

[3] 邢鸥，张建 . 人口老龄化背景下日本健康产业发展现状、政策及启示 [J]. 中国卫生经济，2016 (3).

[4] 张舒逸，杨婧，李彩霞 . 医药健康产业的国外经验借鉴研究 [J]. 科技和产业，2020 (11).

[5] 丁小宸 . 美国健康产业发展研究 [D]. 吉林大学，2018.

[6] 倪郭明，朱菊萍，李思慧 . 大健康产业发展的国际经验及其对我国的启示 [J]. 卫生经济研究，2018 (12)：64-68.

[7] 陈志恒，丁小宸 . 日本健康产业发展的动因与影响分析 [J]. 现代日本经济，2018 (4).

[8] 邵刚，徐爱军，肖月，等 . 国外健康产业发展的研究进展 [J]. 中国医药导报，2015 (6).

中国健康经济观察

何渊源　　刘兴贺

（综合开发研究院（中国·深圳）公共经济研究所）

摘要： 中国经济社会已经进入中高速发展阶段，消费结构升级将为发展健康服务创造广阔空间。我国政府出台了一系列政策法规鼓励创新发展、保障产业链安全、规范行业发展，随着智能制造、"互联网+"、人工智能、大数据等新技术与健康产业的融合发展，中国健康产业正在向高质量发展转型。

关键词： 健康产业；政府举措；转型升级

一、健康产业发展面临的环境

经济保持中高速增长将为维护人民健康奠定坚实基础，消费结构升级将为发展健康服务创造广阔空间，科技创新将为提高健康水平提供有力支撑，各方面制度更加成熟和定型将为健康领域可持续发展构建强大保障。

（一）科技产业创新发展拓展新领域

生命科技不断取得重大突破，为生命健康产业发展提供动力。 世界生命科学研究、生物技术发展不断取得重大突破，全基因组检测与基因治疗、干细胞治疗、3D 细胞打印技术等有望率先实现产业化，并为人类生命健康需求提供新手段、新途径。信息技术继续保持加速发展态势，云计算、超级计算、大数据等技术水平不断提升，为发展生命健康产业提供强大的信息技术支撑。随着生物技术与信息技术相互渗透融合、体制机制不断创新突破，基因检测、远程医疗、个体化治疗等生命健康服务新业态和新模式层出不穷，生命健康产业将迎来蓬勃发展的战略机遇期。发达国家已经将健康产业作为经济社会发展的战略重点。

（二）社会人口结构变化激发新需求

人口老龄化是我国未来面临的严峻的社会问题之一。根据国家统计局数据，截至2019年，我国大陆地区60周岁及以上人口占总人口比例超过了18%；65岁及以上老年人口总人口比重达到12.6%。从发展趋势来看，我国老龄化进程正在加速，在"十四五"期间，我国很可能进入深度老龄化阶段，养老问题日益受到政府和社会的关注，也驱动着国内养老相关产业的发展。

随着现代社会人们生活方式的改变，处于亚健康状态的人群不断扩大。据世界卫生组织公布的一项全球性调查结果，全世界符合真正健康标准的人口仅占总人口的5%，医院诊断患各种疾病的人口占总人口的20%，其余75%的人处于亚健康状态。健康问题日益引起世界关注，亚健康状态促进健康产业向前端预防延伸，催生了新业态、新模式的出现。同时，随着我国居民生产生活方式的改变，人们的疾病谱也在发生变化。心脑血管疾病、癌症、慢性呼吸系统疾病、糖尿病等慢性非传染性疾病导致的死亡人数占死亡总人数的88%，导致的疾病负担占疾病总负担的70%以上。居民健康知识知晓率偏低，吸烟、过量饮酒、缺乏锻炼、不合理膳食等不健康生活方式比较普遍，由此引发的疾病问题日益突出。肝炎、结核病、艾滋病等重大传染病防控形势仍然严峻，精神卫生、职业健康、地方病等问题也不容忽视。

（三）气候变化和环境污染加重隐患

根据美国、英国、法国、日本和澳大利亚等国的研究，由人类活动导致的悬浮颗粒物浓度上升，每年造成全球约210万人死亡，而人类活动导致的臭氧浓度增加则造成每年约47万人死亡。《柳叶刀》杂志发表的研究报告《气候变化与健康2030倒计时》指出，全球气候变化不仅意味着热浪高温天气增多、空气污染加重，还意味着人们的劳动生产效率受到影响。报告指出，不断上升的气温不仅对人类健康产生了直接影响，还在某种程度上影响了人们的劳动生产效率。报告预测，到2050年，将额外再有10亿人暴露于热浪中，高温对于婴幼儿和老年人尤其致命，对于远郊从事户外劳作的人，高温天气将使他们的劳动生产率下降约5.3%，影响个人、家庭和整个社区的生计问题。

（四）传染性疾病对社会造成重大影响

2020年新冠肺炎疫情给我国乃至全球都带来了巨大影响。回顾过去100多年，人类不断受到传染性疾病的袭扰。1918年"大流感"，感染人数达到5亿人，死亡人数超过5000万；1957年的"亚洲流感"导致世界范围内约200万人死亡；2003年的SARS共确诊病例8096例，死亡率为9%；2014年的埃博拉病毒感染人数为28646人，其中11323人死亡，死亡率为40%。随着新冠肺炎疫情在全球持续蔓延，核酸检测等相关服务的需求大幅增加。疫情使人们的生活工作遭受严重冲击，疫情过后受影响的地区将加大对疫苗和药物的研发生产、增加药品和卫生用品的储备、提升医疗基础设施供给、加强对疫情的预防和宣传工作。

二、政府全面系统推动健康经济发展

（一）宏观发展战略和规划系统完善

我国历来重视人民健康问题，也重视健康相关领域的发展，系统出台了相关发展规划和政策，既有总体蓝图，也有"路线图"和"施工图"。2013年9月，国务院印发了《关于促进健康服务业发展的若干意见》，把健康服务业发展提升到国家层面，提出要实施八大任务、七项政策措施，[①]到2020年，基本建立覆盖全生命周期、内涵丰富、结构合理的健康服务业体系，并形成一定的国际竞争力，健康服务业总规模达到8万亿元以上，成为推动经济社会持续发展的重要力量。2016年9月，全国卫生与健康大会部署建设"健康中国"，引导和支持健康产业加快发展，努力把健康产业培育成为国民经济的重要支柱产业。2016年10月，中共中央、国务院

---

① 八大任务：大力发展医疗服务、加快发展健康养老服务、积极发展健康保险、全面发展中医药医疗保健服务、支持发展多样化健康服务、培育健康服务业相关支撑产业、健全人力资源保障机制、夯实健康服务业发展基础。七项政策措施：放宽市场准入、加强规划布局和用地保障、优化投融资引导政策、完善财税价格政策、引导和保障健康消费可持续增长、完善健康服务法规标准和监管、营造良好社会氛围。

印发《"健康中国2030"规划纲要》，提出了"共建共享、全民健康"的战略主题，从"普及健康生活、优化健康服务、完善健康保障、建设健康环境、发展健康产业、健全支撑与保障、强化组织实施"等方面进行战略部署，并提出2020年、2030年、2050年三阶段发展目标，以期建成与社会主义现代化国家相适应的健康国家。2017年10月，党的十九大报告提出要实施"健康中国"战略，为人民群众提供全方位、全周期的健康服务。2018年4月，国务院办公厅印发《促进"互联网+医疗健康"发展的意见》，旨在提升医疗卫生现代化管理水平，优化资源配置，创新服务模式，提高服务效率，降低服务成本，满足人民群众日益增长的医疗卫生健康需求。2019年6月，《国务院关于实施健康中国行动的意见》《健康中国行动（2019—2030年）》等文件颁布实施，实施15个专项行动,[①] 将"健康中国"有关战略部署落到实处。为有效应对我国人口老龄化，2019年11月，中共中央、国务院正式印发了《国家积极应对人口老龄化中长期规划》，提出要积极推进"健康中国"建设，打造高质量的健康服务体系，建立和完善包括健康教育、预防保健、疾病诊治、康复护理、长期照护、安宁疗护在内的综合连续的老年健康服务体系。

（二）议事组织与监测评估机制完备

在议事机构和组织领导方面，根据《国务院办公厅关于印发健康中国行动组织实施和考核方案的通知》要求，2019年7月，国务院办公厅印发《关于成立健康中国行动推进委员会的通知》，"健康中国"行动推进委员会将负责统筹推进《健康中国行动（2019—2030年）》的组织实施、监测和考核相关工作。按年度研究部署行动推进的重点任务，并协调推动各地区、各相关部门的工作落实。根据疾病谱变化及医学进步等情况，对健康教育和重大疾病预防、治疗、康复、健康促进等提出指导性意见，并适时调整指标、行动内容。完成党中央、国务院交办的其他事项，并明确组成人员和其他事项。组成人员方面，设主任、副主任、

---

① 15个专项行动：健康知识普及行动、合理膳食行动、全民健身行动、控烟行动、心理健康促进行动、健康环境促进行动、妇幼健康促进行动、中小学健康促进行动、职业健康保护行动、老年健康促进行动、心脑血管疾病防治行动、癌症防治行动、慢性呼吸系统疾病防治行动、糖尿病防治行动、传染病及地方病防控行动。

委员、秘书长，其中主任由国务院分管领导同志担任。推进委员会办公室设在国家卫生健康委。同时，《国务院办公厅关于印发健康中国行动组织实施和考核方案的通知》指出，各省（区、市）可参照国家层面的组织架构，组建或明确推进"健康中国"行动实施的议事协调机构，根据《健康中国行动（2019—2030年）》的要求和本地实际情况，研究制定具体行动方案并组织实施。

在监测评估与考核方面，《国务院办公厅关于印发健康中国行动组织实施和考核方案的通知》明确了评估与考核主体、监测内容、结果运用等内容，监测评估与考核工作由推进委员会统筹领导，对主要指标、重点任务的实施进度进行年度监测和考核，同时指出将主要健康指标纳入各级党委、政府绩效考核指标中，综合考核结果经推进委员会审定后通报，作为各省（区、市）、各相关部门的党政领导班子和领导干部综合考核评价、干部奖惩使用的重要参考，还提出了包含25个指标的"健康中国"行动考核指标框架。

（三）支持政策与发展环境逐步优化

在产业发展规划方面，发布了系统性产业发展纲要。为贯彻落实"健康中国"行动，加快推动健康产业发展，促进形成内涵丰富、结构合理的健康产业体系，2019年8月，国家发展改革委、教育部等21部门联合印发了《促进健康产业高质量发展行动纲要（2019—2022年）》，围绕重点领域和关键环节实施10项重大工程，[①] 到2022年，基本形成内涵丰富、结构合理的健康产业体系，形成若干有较强影响力的健康产业集群，为健康产业成为重要的国民经济支柱性产业奠定坚实基础。

在应用信息等新技术方面，国家积极支持拥抱互联网，加快培育和发展"互联网+健康"新业态、新模式。2018年4月，国务院办公厅颁布了

---

① 10项重大工程：优质医疗健康资源扩容工程、"互联网+医疗健康"提升工程、中医药健康服务提质工程、健康服务跨界融合工程、健康产业科技创新工程、健康保险发展深化工程、健康产业集聚发展工程、健康产业人才提升工程、健康产业营商环境优化工程、健康产业综合监管工程。

《促进"互联网+医疗健康"发展的意见》，着力构建"两体系①+一保障"的完整架构，促进"互联网+医疗健康"稳健发展，提升医疗卫生现代化管理水平，优化资源配置，创新服务模式，提高服务效率，降低服务成本，满足人民群众日益增长的医疗卫生健康需求。

在产业统计方面，持续优化产业统计分类支撑服务。为满足新形势对健康产业发展的需求，2019 年 4 月，国家统计局同国家发展改革委、国家卫生健康委共同研制并印发实施了《健康产业统计分类（2019）》。《健康产业统计分类（2019）》将健康产业分为 13 个大类：医疗卫生服务，健康事务、健康环境管理与科研技术服务，健康人才教育与健康知识普及，健康促进服务，健康保障与金融服务，智慧健康技术服务，药品及其他健康产品流通服务，其他与健康相关服务，医药制造，医疗仪器设备及器械制造，健康用品、器材与智能设备制造，医疗卫生机构设施建设，中药材种植、养殖和采集等。

在职业环境优化上，部署建设健康企业。随着我国经济由高速增长向高质量发展和工业化、城镇化、人口老龄化发展，职业性疾病谱、生态环境、生活方式不断变化，从而带来了新的职业健康问题。劳动者的健康面临多重疾病威胁并存、多种健康影响因素交织的复杂局面。为践行"大卫生、大健康"理念，指导企业有效落实维护员工健康的主体责任，打造良好的企业文化，全方位、全周期保障劳动者身心健康，为实施"健康中国"战略奠定坚实基础，2019 年 11 月，全国爱国卫生运动委员会办公室会同多部门组织起草印发了《关于开展健康企业建设的通知》和《健康企业建设规范（试行）》。

（四）行业监管服务和创新持续推进②

医药产业的监管法治建设不断取得突破。2019 年 8 月，新修订的《药

---

① 两体系：七大"互联网+医疗健康"服务体系：发展"互联网+"医疗服务、创新"互联网+"公共卫生服务、优化"互联网+"家庭医生签约服务、完善"互联网+"药品供应保障服务、推进"互联网+"医保结算服务、加强"互联网+"医学教育和科普服务、推进"互联网+"人工智能应用服务。五大"互联网+医疗健康"支撑体系：加快实现医疗健康信息互通共享、健全"互联网+医疗健康"标准体系、提高医院管理和便民服务水平、提升医疗机构基础设施保障能力、及时制订完善相关配套政策。

② 参考《2019 年中国医药工业经济运行报告》。

品管理法》颁布出台并正式实施，从药品研发和注册、生产、经营、上市后监管等各个环节为医药产业提供了更加完善的监管制度，监管理念从以企业为主转变为以产品为主，从准入资格管理转变为以动态监管为主。药品上市许可持有人制度（MAH）和原辅料登记备案（DMF）全面推开，药品全生命周期监管制度体系基本形成。《疫苗管理法》开始实行，不断健全疫苗风险管控和供应保障体系，通过建立健全系统的法律构架，对疫苗从生产到应用的全过程开展最严格的监管。医疗器械注册人制度试点不断扩大，逐步向全国铺开；创建医疗器械唯一标识系统工作不断推进，医疗器械全生命周期监管体系日趋健全。"三医"联动改革向全链条深化。药品、高值耗材等使用监测体系更加完善，带量集采范围进一步扩大。大力推进医联体、医共体网络，分级诊疗系统更趋完善。医保体系标准化和信息化建设提速，医保基金法制化管理深入，医保支付改革注重多元化复合方式，疾病诊断相关分组（DRG）付费制在国内不断推广应用，一系列规范性政策倒逼企业加快转型升级。

近年来，我国医药产业调控更加科学规范。2019 年 10 月，国家发展改革委《产业结构调整指导目录（2019 年本）》修订发布，在生物医药领域鼓励拥有自主产权的创新型产品、技术、装备等研发和产业化，满足我国重大、多发性疾病防治需求。《第一批鼓励仿制药品目录清单》公布，支持临床急需的抗肿瘤、传染病、罕见病等治疗药物以及妇儿、老年、慢病患者用药等开发，加大政府对新药研发的引导。《关于以药品集中采购和使用为突破口进一步深化医药卫生体制改革的若干政策措施》出台，要求推动药品生产与流通企业跨地区、跨所有制兼并重组，培育一批具有国际竞争力的大型企业集团，加快形成以大型骨干企业为主体、中小型企业为补充的药品生产、流通格局。

三、医药产业进入重要转型升级期

经过多年改革与发展，我国健康产业已经进入关键转型升级时期，创新能力持续提升，市场开放节奏提速，产业运行质量不断提高。在鼓励创新发展、保障产业链安全、规范合理用药、集采降价、医保控费、贸易摩擦等新环境压力的推动下，智能制造、"互联网+"、人工智能、大数据等新动能正在加速健康产业的高质量发展。

（一）医药工业领跑全国

受全球贸易环境不稳定因素增多、国内医药领域改革进程加速、宏观经济进入高质量发展新阶段等的影响，我国医药工业由高速发展转向中高速和高质量发展。2019年，全国医药工业增加值增速为6.6%，高于全国工业整体增速0.9个百分点，在工业各行业中继续发挥着领跑作用，具体见图1。

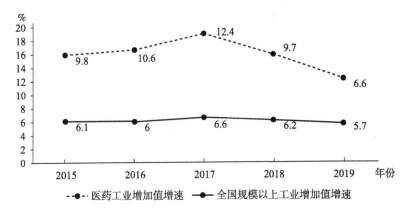

图1 2015—2019年医药工业增加值增速与占比情况

资料来源：工业和信息化部《中国医药工业经济运行报告》（2013—2019）。

2019年，我国医药工业主营业务收入超过2.6万亿元，同比增长约8%，利润总和约3500亿元，同比增长约7%，具体见图2、图3。

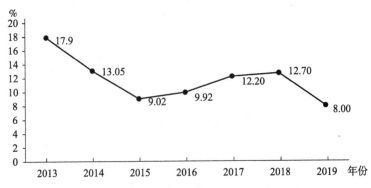

图2 2013—2019年我国医药工业主营业务收入增速情况

资料来源：工业和信息化部《中国医药工业经济运行报告》（2013—2019）。

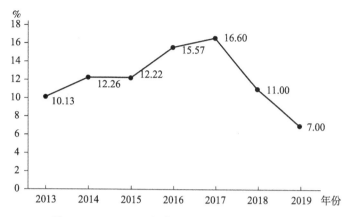

图3 2013—2019年我国医药工业利润增速情况

资料来源：工业和信息化部《中国医药工业经济运行报告》(2013—2019)。

(二) 医药工业产业结构

根据中国医药企业管理协会数据，2019年在我国医药工业主营业务收入方面，化学药品制剂制造、中成药生产、医疗仪器设备及器械制造是占比最大的三个领域，分别占33%、17%、11%。在行业利润方面，生物药品制造、医疗仪器设备及器械制造、化学药品制剂制造是利润率最高的3个行业，分别为19.6%、14.4%、13.7%，具体见图4、图5。

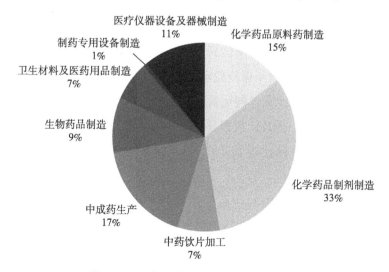

图4 2019年医药工业主营业务收入结构

资料来源：工业和信息化部《中国医药工业经济运行报告》(2019)。

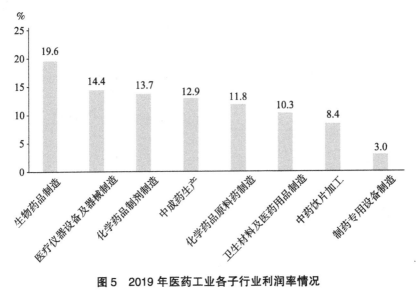

图5　2019年医药工业各子行业利润率情况

资料来源：工业和信息化部《中国医药工业经济运行报告》（2019）。

（三）未来发展影响因素分析

1. 积极因素

健康及医药市场需求和规模将持续扩大。我国基本医疗保险覆盖率不断提高，参保人数总量不断增加，2019年全国参加基本医疗保险的人数新增1000万人，基本医疗参保率达到97%，总人数超过13.5亿人。全国医疗卫生机构总诊疗人次逐年保持稳定增长，2019年1—11月全国医疗卫生机构总诊疗人次达77.5亿，同比提高2.8%。全国医药销售市场也保持稳定增长，中康资讯（CMH）数据显示，2019年全国药品终端整体市场规模约为1.7万亿元，同比增长4%，但增速较上一年度下降了1.8个百分点。

新纳入医保支付范围的产品快速放量，成为药品市场新的增长点。CMH数据显示，近年来上市的新药加快进入医药目录，对市场规模增长的贡献超过2个百分点。

环保监管政策日益规范和严格，对企业在环保方面的投入和治理提出了更高的要求。我国化学原料药企业不断提升自身的环保治理能力，2019

年化学原料药产量262.1万吨,增速由负转正,能有效缓解健康需求快速增长与医疗资源供给不足的压力。推动医疗健康体制尽快实现以防治为主的"前移"和注重社区的"下移",最终促进医疗健康体制由以"生病治病"为特征的传统医疗体系向以健康防线前移为特征的国民健康保障体系转型。

2. 消极因素

集中带量采购(GPO)政策在全国的推广加速了药品和医疗器械价格的大幅下降,成为行业整体增速下降的重要原因。2018年12月国家组织首批药品集中采购("4+7"),25个药品平均降价52%;2019年9月"4+7"全国扩面招标,均价又进一步降低25%,预计相关药品费用可减少支出约250亿元。

国家重点监控的合理用药药品目录发布,第一批有20个品种。2018年,重点监控涉及的药品在全国公立医院的销售额达652.8亿元,随着各地出台相应目录,一些受监控药品和辅助性药物的销售量下降较多。西医开中成药处方受到资质制约,注射剂使用限制更加严格,造成中成药生产产量下降。2019年中成药产量246.4万吨,在上一年度下滑7.7%的基础上同比又下降2.9%。还有医保控费力度加大、标准加严,药品、耗材零加成销售范围扩大等,对医疗机构医药使用量有着明显的抑制效果。

参考文献

[1] 唐钧. 大健康与大健康产业的概念、现状和前瞻 [J]. 山东社会科学, 2020 (9).

[2] 张凯. 大健康产业的"2017—2019"[J]. 知识经济, 2018 (35).

[3] "健康中国2020"战略研究报告编委会. 健康中国2020战略研究报告 [M]. 人民卫生出版社, 2012.

[4] 中国医药企业管理协会. 2019年中国医药工业经济运行报告 [R]. 2019.

[5] 华夏幸福产业研究院. 中国生命健康产业新动能 [R]. 2019.

[6] 唐钧, 李军. 健康社会学视角下的整体健康观和健康管理 [J]. 中国社会科学, 2019 (8).

中印生物医药产业合作观察*

何渊源　秦　阳

（综合开发研究院（中国·深圳）公共经济研究所）

摘要：生物医药产业包括了化学药、中药、生物药、细胞和基因科技等新兴领域，是创新最为活跃、影响最为深远的新兴产业。中印两国是发展中人口大国，在国际生物医药领域都占据了重要地位。加强中印在生物医药领域的交流合作、推动两国产业政策相互学习借鉴、促进技术与创新相互策应，对两国具有巨大的前景和重要意义。

关键词：生物医药；中印；政策对比；双边合作

一、中国、印度生物医药产业现状及全球影响力

（一）中国产业发展现状及全球影响力

中国是全球最大的原料药生产国和出口国，生物医药产业以初级产品为主。近年来随着我国出台了一系列政策推动产业创新发展，我国医药产业进入调整升级阶段，产业创新能力得到了快速发展，企业逐步向国际市场拓展。随着健康需求急剧增长，我国已经成为仅次于美国的第二大医药消费市场。目前，我国还存在药品少、药品贵的现象，政府在积极研究出台相关政策，解决药品可及性和可负担性的问题。

1. 医药产业迈向规模经济

我国医药产业规模保持稳步增长。2017 年，我国医药工业主营业务收

＊原文《中印生物技术与医药合作研究》为 2018 年"赠与亚洲"（Give 2 Asia）委托综合开发研究院（中国·深圳）公共经济研究所开展的研究课题，本文在原稿基础上有所修订。

入接近 3 万亿元，利润约 3500 亿元。2018 年上半年，规模以上医药工业增加值同比增长 11%，位居全国工业行业前列。中国医药工业总产值在 2006—2009 年的复合增长率超过 20%。2010 年后，医药工业主营业务收入仍然保持较快增长趋势，但受到经济结构转型等多重因素的影响，增速有所放缓，而利润增速逐步增加，产业进入转型升级新阶段。

以中国为代表的新兴国家医药市场份额逐步上升。根据艾美士公司（IMS Health）统计，2010—2014 年，中国市场份额由 8% 提升至 11%。2015 年，中国医药市场规模约为 1150 亿美元，中国已成为全球第二大医药市场。根据 IMS Health 数据，到 2020 年，我国医药消费市场为 1500 亿~1800 亿美元。

2. 成为原料药、仿制药产量大国

化学药品制剂、中成药、化学药品原料药是我国医药工业最主要的组成部分，占全部营业收入的 60% 以上。2017 年我国化学药品原料药、中成药、生物药品主营业务收入都出现了不同程度的下降，化学药品原料药、中成药利润总额也出现了下降，但是利润下降速度慢于营业收入，产品利润率增加。2013—2017 年我国医药产品的营收和利润总额情况见图 1、图 2。

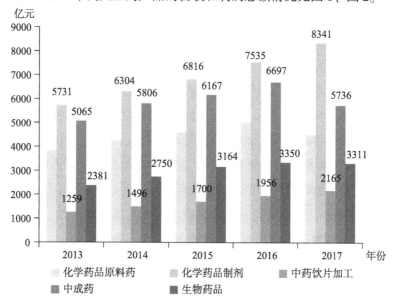

图 1 2013—2017 年我国医药产品营收情况

资料来源：工业和信息化部《中国医药工业经济运行报告》(2013—2017)。

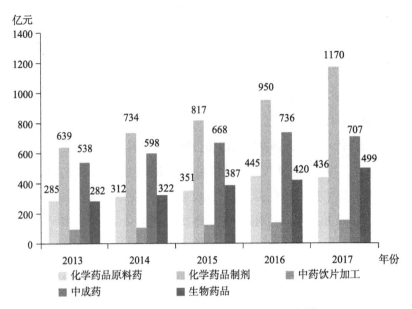

图2 2013—2017年我国医药产品利润总额情况

资料来源：工业和信息化部《中国医药工业经济运行报告》（2013—2017）。

我国是全球最大的原料药生产国和出口国。 我国可生产的化学原料药近1500种，产量占据全球的20%以上，约60%的原料药供应国际市场。2017年，我国原料药出口额为290亿美元，占我国西药类产品总出口额的82%。我国出口的原料药产品主要包括谷氨酸类氨基酸、糖皮质激素类、各类抗生素、解热镇痛类药物和柠檬酸类有机酸等。2017年我国有46%的原料药出口到亚洲市场，第一大出口目的地是印度。2016年全球原料药市场排名前十位的制药公司（见表1），我国药企占了6席。根据美国Transparent医药网站数据，浙江省药企占了世界十大原料药生产商的4席，这表明浙江已成为我国重要的原料药生产和出口基地。根据中国医药保健品进出口商会数据，2016年我国共计出口827万吨原料药产品，比2015年净增13%，但原料药的总体出口价格比2015年下降了11.59%。

表1 2016年全球原料药市场规模排名前十位制药公司

排名	企业	国家
1	浙江医药股份公司	中国
2	TEVA 医药工业公司	以色列

排名	企业	国家
3	浙江新和成药业	中国
4	华北制药集团	中国
5	瑞迪博士制药公司	印度
6	东北制药总厂	中国
7	Sandoz（诺华）	德国
8	阿拉宾度制药公司	印度
9	浙江海正药业公司	中国
10	浙江华海药业	中国

资料来源：Transparent 医药网站。

我国原料药出口价格下降除了与国际原料药市场普遍供大于求、西方国家进口商压低原料药价格有关外，还与我国自身原因有关。我国原料药企业数量多，低水平的重复建设与盲目扩产使国内企业争夺出口市场的行为加剧，使中国原料药在国际市场上处于被动地位，价格长期处于低位，并没有因规模生产得到实质利益。我国一直以低成本和低价格的比较优势参与国际分工与合作，随着原料药行业人力物料成本上涨、环保投入增加，生产成本大幅上升，我国原料药产品低成本的优势正逐渐减弱，也降低了我国原料药的价格竞争力，加大了产品的出口压力。随着原料药行业竞争的加剧，我国原料药产业已开始从粗放型的低端中间体向精细型的高端产品转变，不断增强国内深加工能力，同时也开始积极获取国际认证，原料药质量也有了较大提高。

我国是全球第二大仿制药生产国。截至 2017 年 11 月底，中国 4376 家原料药和制剂生产企业中有 90%以上是仿制药企业。在我国食品药品监督管理总局近 17 万个药品批号中，95%以上是仿制药，包括化学仿制药和中药仿制药。我国仿制药销量占药品总销量的 60%以上。根据中国医药行业协会数据，2020 年我国仿制药市场规模将达 1520 亿美元。

然而，我国仿制药目前面临品种重复率高、仿制水平良莠不齐两大问题。我国药企集中仿制一些低技术水平的药品，而且不少仿制药达不到原研药的疗效。国内医务工作者和患者选择仿制药的积极性较低，行业网站丁香园 2014 年的一项调查显示，在受访的 2185 名医务人员中有 87.5%的人认为进口原研药在质量和安全性上远优于国内仿制药。为确保高质量仿制药的供应，2016年国务院要求国家基本药物目录（2012年版）中于2007年10月1日前批准上市的化学药品口服固体制剂的仿制药需追溯通过一致性评价。随着国内药企对该规定的执行，我国仿制药质量大大提高。

3. 企业发展态势良好

我国医药制造领域近年来进入调整升级阶段，企业发展态势良好。据国家统计局数据，截至2020年4月底，我国医药制造行业规模以上企业数量达到7342家。2019年，我国医药工业规模以上企业实现主营业务收入26147.4亿元，同比增长8%；实现利润总额3457亿元，同比增长7%。但我国医药企业集中度低，前100家药企仅占据国内1/3的市场份额。

我国两家药企进入了世界500强。 2018年，全球共有13家制药企业进入《财富》世界500强排行榜（见图3）。其中，中国华润有限公司营业收入达821.84亿美元，居药企第1名、总榜第86名；中国医药集团营业收入达518.44亿美元，居药企第6名、总榜第194名。

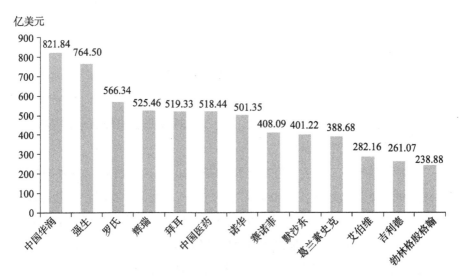

图3 入围2018年《财富》世界500强的制药企业

资料来源：《财富》世界500强排行榜。

我国医药企业全球扩张趋势明显。 近年来，我国医药企业对外投资项目数量和数额都不断上升。从并购目的地看，以美国为重点，逐步向欧洲、中东、印度和大洋洲拓展，全球布局趋势越发明显。从产品分布来看，对人类造成重大威胁的疾病（肿瘤、心脑血管疾病、糖尿病）是并购的热门领域，近年来健康营养品和仿制药成为新热点。从功能来看，大致可以分成三类：第一类是在发展中国家设立工厂和生产线，生产出来的药物在该国当地销售，如武汉人福医药在埃塞俄比亚设厂、四川科伦医药在哈萨克斯坦设厂、内蒙古金宇生物在纳米比亚设厂。第二类是在发达国家设立研发中心，获取国外高技术人员，并将技术带回国内，如华海药业、昆药集团、方达医药、尚华医药在美国投资生物医药研发。第三类主要是通过投资收购进行全球布局，如复星收购了美国保健品公司 Nature's Sunshine Products、以色列死海矿物护肤品牌 AHAVA、印度格兰德制药，联合收购了美国肿瘤药物公司 Ambrx 等，科瑞集团收购了英国血浆制品公司 BPL，海普瑞收购了美国 SPL、美国研发蛋白药物和抗体药物的企业 Cytovance Biologics、加拿大单克隆抗体药物临床研发企业 OncoQuest。

4. 开始重视研发创新能力

2016 年我国已成为亚洲最大的医药创新基地。根据 Pharmaprojects 统计数据，截至 2018 年 1 月，全球有新药研发的医药企业共 4134 家（按总部所在国家/地区划分），其中，中国拥有新药研发企业的数量和加拿大并列第 4 位，占 5%，见图 4。

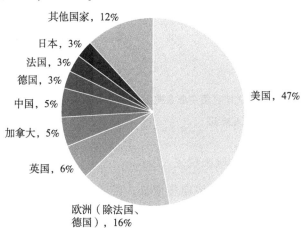

图4 截至 2018 年 1 月世界主要国家/地区有新药研发的企业数量占比

资料来源：Pharmaprojects 统计数据。

从我国 A 股 147 家医药企业研发支出情况看，医药企业研发支出近年来保持了较高增速，2019 年营业收入合计 5417 亿元，研发支出合计 337 亿元，占比约 6.22%。近年来，随着研发能力不断提高，我国医药企业逐渐达到了国际水平。2015 年，绿叶制药的利培酮微球注射剂在美国提交新药申请并获得 FDA 认证，意味着长久以来一直是原料药出口大国的中国，第一次有一款自主研发的创新药通过 FDA 的审批，拿到了进入美国市场的通行证。2017 年，来自中国的制药企业共在美国获得 38 个美国仿制药申请（ANDA）文号（见图 5），相较于 2016 年 8 家中国制药企业在美国收获 22 个 ANDA 文号，我国医药企业已逐渐被国际市场认可。在国内优先审评以及一致性评价等政策的引导之下，海外认证品种的国内价值正日益凸显，ANDA 的获批也在更大程度上提升了企业在国内市场的竞争力。

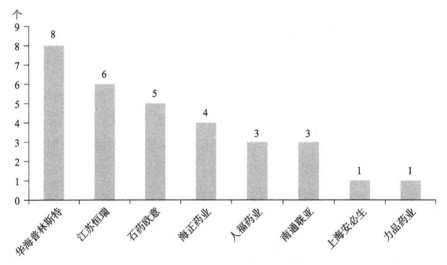

图 5　2017 年我国企业在美国获得 ANDA 文号情况一览

资料来源：E 药经理人网站。

5. 国内外市场需求增长稳定

未来我国医药健康支出将稳步增长。 目前，我国慢性病患者有近 2.6 亿人，60 岁以上的老年人达到 2.02 亿人，看病难看病贵、医疗资源分布不均的问题非常严峻。随着经济水平的逐步提高、健康意识的整体增强、生活方式的全面改进，人们对健康产品和服务的需求急剧增长，经济和社会的发展也提高了人们对新技术、新产品的接纳程度，为今后生物与生命健康产业的发展奠定了良好基础。当前，美国、法国和德国的健康消费支出占 GDP 的比重均超过了 10%，英国、日本、澳大利亚在 10% 左右。与发达国家相比，我国健康产业规模仍然较小，占 GDP 比重还不足 5%，健康需求正由"温饱型"向"小康型"加速转变。

我国医药进口需求较快增长。根据中国海关统计数据，2009—2019 年我国医药进出口额复合增长率约为 12.8%，其中出口额复合增长率约为 10.5%，进口额复合增长率约为 15.8%。我国医药进口需求较大，对未来我国医药产业发展提出了挑战。2009—2019 年我国医药保健品进出口情况见图 6。

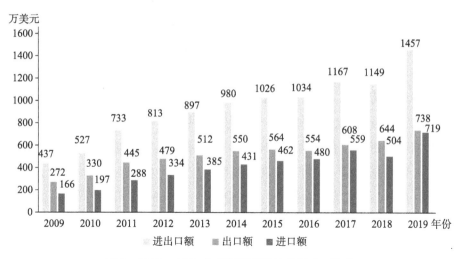

图 6　2009—2019 年我国医药保健品进出口情况

资料来源：中国海关统计数据。

（二）印度产业发展现状及全球影响力

1. 国际重要医药制造国

印度是发展中国家中医药产业发展较成功的国家之一，制药业是印度发展迅速、活跃的领域之一。根据 India Brand Equity Foundation 数据，2020 年印度整个制药产业（包括原料药、化学药、生物药、合同研发与生产）估值约为 550 亿美元，预计到 2025 年产业总值达 1000 亿美元。据领英（Linkedin）统计，印度还是全球第二大制药与生物技术劳动力市场，为世界贡献了13.7%的相关人才。

印度是全球最大的仿制药供应国，药品销往200多个国家，仿制药占全球仿制药总量的四成，出口总量占全球的两成，被誉为"世界药房"。印度是联合国、世界卫生组织、无国界医生和盖茨基金会等国际组织的主要供货商，全球超过一半的疫苗来自印度，全球超过八成用于治疗艾滋病的抗逆转录病毒药品来自印度，英国有1/4的药品来自印度，美国有三成以上的仿制药来自印度。①② 在非洲，印度产的某些抗逆转录病毒仿制药价格只是原研价格的10%～20%。③ 印度质优价廉的仿制药大大降低了药品的可负担性与可及性，在现在医疗负担日益增加的环境下，印度制药业对发展中国家与发达国家都有重要意义。

2. 特色领域国际领先

（1）主要领域构成。

印度制药产业（见图7）可分为药品与服务两大类，药品包括化学药（主要为原料药和化学仿制药）与生物药（主要为生物仿制药与疫苗），服务包括合同研究与合同生产。印度生物技术产业包括生物医药、生物农业、生物信息技术、生物工业和生物服务，其中生物医药板块占比最大。生物医药产品主要为生物药、生物诊断/治疗相关的医疗器械。

印度的医疗器械产业与其发达的制药业相比较弱，目前年产业总值约为52亿美元，但增长势头强劲，年平均增长率为15%，远高于国际水平的4%～6%，预测到2025年，印度医疗器械的产业总值将达到250亿～300亿美元。

（2）仿制药。

仿制药是印度制药业的重要部分。仿制药为印度制药产业贡献了约70%的营收，未来预计仿制药的营收比例和市场份额还会继续增加。根据印度品牌权益基金会（IBEF）数据，2020年印度国内仿制药市场为

---

① Pharma sector bats for quality medicine [Z]. The Hindu, 2017-12-08.

② BioSpectrum [Z]. IBEF, 2017.

③ Nair, M. D. TRIPS and Access to Affordable Drugs [Z]. JIPR, 2012, 17 (4)：305-314.

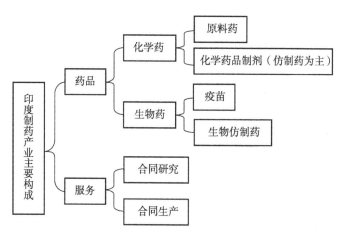

图7 印度制药产业构成情况

资料来源：笔者根据相关资料整理得到。

280 亿美元。在印度，仿制药有品牌仿制药和普通仿制药两类，普通仿制药的利润大约只有品牌仿制药的 1/4，印度制药市场 80% 的销售额来源于品牌仿制药。目前印度有超过 6 万个仿制药品牌，涵盖 60 多个治疗领域。

物美价廉的仿制药是印度的一张国际名片。根据 Make in India 数据，全球超过 40% 的仿制药来自印度，这相当于非洲与中东药品市场的总和。仿制药的成功与印度的成本优势密不可分。在印度建起一个美国 FDA 标准的厂房的花费要比在发达国家少一半，印度的运营与生产成本比发达国家低四成至七成，临床试验的花费比发达国家低一半以上，人力成本平均比发达国家低六成到七成。同时，印度大部分的仿制药符合欧美等发达市场的质量标准。值得一提的是，印度特别擅长并专注于技术难度大、附加值高的特色仿制药，与高度商品化的普通化仿制药相比，特色仿制药较高的技术门槛挡住了相当部分竞争对手，能在较长时间内维持较高的市场价格。

（3）原料药。

印度具有高水平的化工合成能力，原料药是印度的传统强项。印度是全球继中国与意大利之后第三大原料药出口国，印度产的原料药有 80%~90% 用于出口，其原料药出口量占全球市场的 7%~8%，印度向超过

190个国家出口原料药与中间体。印度国内原料药市场总值见图8，原料药进口额见图9。

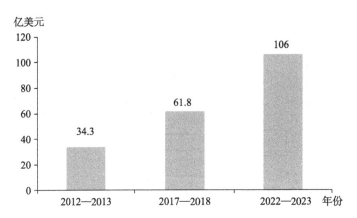

图8　印度国内原料药市场总值

资料来源："OPPI 52nd Annual Report 2017—2018"。

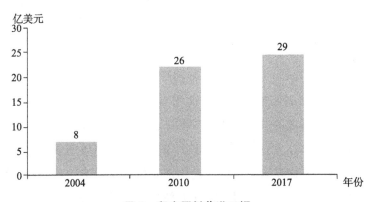

图9　印度原料药进口额

资料来源："OPPI 52nd Annual Report 2017—2018"。

因印度原料药生产厂商的合规性与质量标准不断提高，且擅长以低成本研发生产首仿原料药与特色原料药，越来越多的印度原料药销往规范市场，2018—2019年有过半的原料药销往规范市场。但是，受中国原料药价格竞争的冲击，印度过去五年原料药的出口额在下降，而进口额却不断上涨，2004—2016年印度原料药进口额的年复合增长率为11％。2017年，印度的原料药进口量有68％来自中国，占其原料药进口总额的62％，其中相当一部分从中国进口的原料药是印度基本药物目录品种，部分从中国进口的抗生素原料药更是超过印度总需求的九成以上。近年来印度官方与业界意识到，过于依赖单一进口国对印度公共卫生与制药业的发展来说存在巨大风险，提出了"重振印度原料药辉煌"的计划，研究如何提高国内大宗急需原料药生产能力。根据"OPPI 52nd Annual Report 2017-2018"，随着印度政府一系列振兴原料药产业的措施实施，加上企业在特色原料药上的技术优势，预计 2022 年印度的原料药出口总额会回升到 40 亿美元左右，具体见图 10。

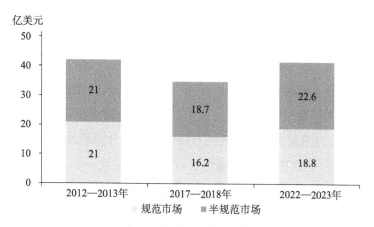

图 10　印度原料药出口额

资料来源：Crisil research database。

（4）生物类药品。

疫苗是印度生物制药的另一个亮点，凭借其国际化高质量、高性价比的大规模生产优势，印度成为全球疫苗生产与出口第一大国，产品占全球疫苗生产总量的 40%，出口至 150 多个国家，印度疫苗约占联合国疫苗采购总量的 60%。印度是全球乙肝疫苗的最大生产国。根据《印度商务部年报 2017—2018》，2018 财年，印度疫苗出口额为 6.5 亿美元。目前印度疫苗市场规模约为 9 亿美元，未来预计将以 12%～15%的复合年均增长率增长。根据世界卫生组织的统计，截至 2018 年底，印度通过的预认证疫苗数量达到 48 个，而中国通过的预认证疫苗只有 5 个。

印度的生物类似药起步早，发展快。2000 年，印度批准上市了第一个生物类似药——Wockhardt 公司的乙肝疫苗 Biovac-B；2011 年，印度批准了 20 种生物类似药；2018 年，这个数字增加到 50 种。2016 年，印度生物制药公司百康（Biocon）与美国迈兰制药合作研发的甘精胰岛素生物仿制药成功进入日本市场；2017—2018 年，它们合作研发的曲妥珠单抗（Herceptin）与培非格司亭（Fulphila）依次通过美国 FDA。据药品出口促进委员会透露，印度超过 100 家制药公司在投资生物类似药研究。预计到 2030 年，印度国内生物类似药市场总额将达 4 亿美元。

生物类似药是印度政府的重点发展领域，2018 年印度政府计划对本地企业拨款 7000 万美元用于生物类似药的研发。2012 年，印度就出台了关于生物类似药注册的指导规则 *Guidelines on similar biologics：regulatory requirements for marketing authorization in India*，又于 2016 年对其进行修订，而中国在 2015 年才出台《生物类似药研发与评价技术指导原则（试行）》。

（5）合同研发与生产服务。

印度是全球重要的合同研发生产外包基地。合同研发与生产服务是近年来印度制药与生物技术领域增长较快的板块之一，2013—2018 年以 18%~20% 的速度迅速增长，2014 年的产值为 93 亿美元，2018 年的产值为 190 亿美元。印度合同研发外包产业的优势是：拥有大量高水平、受过良好培训的医疗专业人员和具有国际经验的临床监察员；可获得大量具备遗传多样性的患者样本和不同的疾病档案，类似西方国家的基因库；拥有大批严格依照 ICH GCP 规范开展临床研究服务的提供商；动物试验、血液测试、心电图和 CT 扫描等成本较低。

为了控制成本、加快产品上市，越来越多的跨国药企选择与印度的合同研发与生产服务公司合作，它们为客户提供高质量、高技术、高复杂性而低成本的合同研发与生产服务，内容跨越药物开发、质谱分析、临床前研究、临床研究、临床试验管理、药物警戒、生产等。合同研发与生产服务的迅速发展与大量资本的进入，吸引了更多投资者。

3. 国际化的印度制药企业

（1）国内竞争激烈。

印度制药业碎片化严重、竞争激烈，又有明显的寡头垄断特点。目前印度大约有 3 万家药企, 包括 3000 多家大型药企、1 万多家从事仿制药的中小型企业、1000 多家合同研发生产企业、2 万多个经过注册的药品生产车间。印度药企主要为私营企业, 许多为家族式企业。2016 年, 印度国内排名前四的药企 (依次为雷迪博士实验室、鲁平制药、西普拉制药与阿拉宾度制药) 的市场份额之和占了印度药品市场的 1/5; 2017 年, 印度排名前 25 的药企的市场份额大概占了印度药品市场的一半。然而 2012—2013 年的数据显示, 印度制药企业近七成的净收入流入了印度排名前 50 的企业。

在印度国内, 本土企业的市场渗透率高达 80%。2017 年, 印度市场份额前 15 的药企里 (见表 2), 只有 3 家跨国企业, 前 7 名都是本土企业。印度一些中小型企业只专注于本地市场, 生产质量标准相对较低, 为印度州政府与中央政府供应基本药物。

表 2 2017 年本土及跨国公司在印度医药市场份额

排名	药企	市场份额 (%)	增长率 (%)
1	Sun Pharma	5.5	7.0
2	Cilpa	4.6	3.2
3	Zydus Cadila	3.9	9.8
4	Mankind	3.6	5.4
5	Lupin	3.3	7.9
6	Torrent	3.1	5.9
7	Alkem	3.1	3.9
8	Abbott (外资)	3.1	4.7
9	Ranbaxy	3.0	4.1
10	Glaxo (外资)	2.8	7.6
11	Macleods	2.8	6.1
12	Intas	2.4	5.9
13	Glenmark	2.4	9.3
14	Aristo	2.4	3.5
15	Pfizer (外资)	2.4	-3.5

资料来源: Mahajan, V., Nauriyal, D. K. & Singh, S. P. Domestic market competitiveness of Indian drug and pharmaceutical industry [Z]. Rev Manag Sci, 2018.

（2）国际竞争力较强。

药品出口是许多印度药企的重要利润来源，印度大型药企和部分中小药企的国际化程度相当高。为了拓展贸易出口，印度药企积极投入技术与生产设备建设，主动接受主要国际标准认证。根据 *Pharmexcil Annual Report 2017-2018*，印度通过世界卫生组织的 GMP 认证的药品生产车间约有 1400 间，通过美国 FDA 认证的有 700 间，通过欧盟 GMP 认证的有 769 间（截至 2018 年 4 月）。印度药企积极通过海外投资与并购引进技术，丰富产品线，拓展国际市场，积累新药研发的国际经验。印度药企积极在海外设立分支机构，如太阳制药、鲁平制药、雷迪博士实验室以及西普拉制药都在美国有工厂乃至实验室。2017 年，印度制药业一共有 46 宗总值 127 亿美元的跨国并购案。

印度药企巨头已在国际舞台上打响了名声。2017 年全球仿制药销售额前 15 名的企业里（见图 11），印度药企占了 4 家，按排名依次为太阳制药（Sun Pharma）、鲁平制药（Lupin）、阿拉宾度制药（Aurobindo）、雷迪博士实验室（Dr. Reddy's Laboratory）。在美国医药经理人杂志（*Pharm Exec*）公布的 2017 年全球处方药销售额排名里，印度有 2 家企业入选前 50 名，分别为排名第 34 的太阳制药和排名第 48 的鲁平制药。印度是除日本以外唯一有企业进入前 50 名的亚洲国家，日本共有 10 家企业入选。

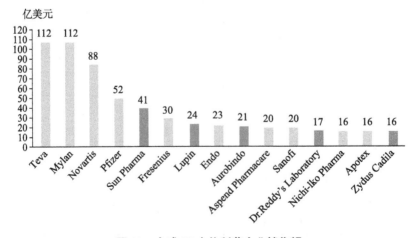

图 11　全球 15 大仿制药企业销售额

资料来源：Fiercepharma。

4. 从模仿走向创仿结合

（1）企业研发投入不断提升。

印度致力成为全球药品研发基地，新药研发是印度药企与政府的目标。印度药企的研发开支逐年增加，2011—2017 年，印度药企的研发支出与营业收入之比从 5.5% 增长到了 8%～10%。印度国内两大仿制药巨头太阳制药和鲁平制药在 2017 年研发投入分别为 3.61 亿美元和 3.59 亿美元，占其全年营业收入的 7.6% 和 13.5%。印度国内最大的 7 家药企研发投入见图 12。2013—2015 年，印度药企在本国一共申报超过 46000 个专利许可，这些专利集中在临床及商业可行的药物的相关技术上，其中 26% 与复方制剂相关。印度仿制药巨头如太阳制药、雷迪博士实验室、Cadila、Cipla 等的专利申报数量遥遥领先，它们有超过 100 个在研品种与相当大的待研产品线。2013 年，Cadila 上市了治疗 Ⅱ 型糖尿病的第一个印度自主研发的原创新药赛格列扎片（商品名 Lipaglyn）。

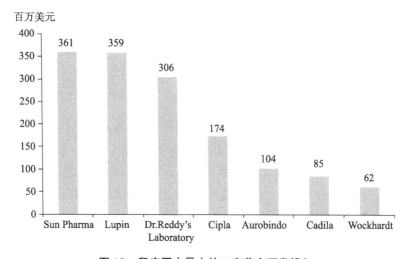

图 12　印度国内最大的 7 家药企研发投入

资料来源：笔者根据相关资料整理得到。

但是，与跨国药企比，印度的新药研发活动规模依然很小，新药研发水平仍处于初级阶段，为降低风险与成本，不少印度药企巨头的策略是在已发现确切疗效的化合物家族里寻找新的更优的药物。对于大部分印度药企而言，研发重点仍然是成本与风险较低的改良创新，如新的复方制剂、剂型、剂量、用法、制剂工艺等。①

（2）印度药企是全球药品研发生产网络的重要组成部分。

印度药企非常注重与跨国药企合作共同研发，一方面是为了弥补自身研发能力的不足，另一方面是为了获取资金。与跨国药企的雄厚资本相比，印度药企的研发资金依然很薄弱。一些印度药企在完成新药发现后就把开发的新化学实体授权给跨国药企做后期研究，既降低失败风险与成本，又可变现大笔资金。鉴于印度的成本优势和巨大的市场潜力，越来越多的跨国药企愿意与印度药企进行多方面合作，包括合同研发、合同生产、产品许可等，促进了印度药企融入全球创新药的研发链。根据 *Clarivate Analysis* 2017，2016 年印度药企与国外药企签订的 55 件合作协议中，14 件是关于合同研发的，8 件是关于药品开发与商品化的。受国际伙伴影响与利益驱使，印度药企的研发重点偏向西方国家普遍重视的慢性病领域，而忽视了印度较流行的热带病和感染性疾病领域。尽管与跨国药企合作中，印度药企可能还处于被动与依附的地位，但不可否认，印度已经成为全球药品研发生产网络中重要的组成部分，在与跨国药企的合作中不断学习并丰富研发技巧与经验。②

5. 内需是未来产业重点

（1）国内需求有较大提升空间。

2017 年，印度国内药品制剂市场为 180.6 亿美元，同比增长 5.5%。受印度政府加大公共卫生投入、国民经济发展、人口增长与老龄化等因素驱动，印度国内医药市场近年来增长迅速，预计国内制药市场会以 9%～12%的年复合增长率增长，在 2022 年达到 260 亿～300 亿美元的市值。印度的非处方药市场在 2008—2016 年以 16.3%的复合年增长率增长，2016 年达到 66 亿美元，其中化学药在农村地区增长迅速。预计 2026 年印度非处方药市场会达到 68 亿美元。

虽然印度高性价比的仿制药已获得国际认可，然而印度国内的药品可负担性与可及性仍然很低，相当大的医疗需求，尤其是贫困人口的需求未

① Abrol D. , Singh N. Post-TRIPS contribution of domestic firms to pharmaceutical innovation in India： An assessment ［R］. ISID Working Paper, 2016（189）.

② Joseph R. Pharmaceutical industry and public policy in post-reform India ［M］. London： Routledge India, 2016.

被满足。印度政府规定药品在公立医疗机构对当地居民免费，可是公立机构药品经常短缺，民众不得不通过其他渠道购买药品。目前，印度民众的药品自费比例在 77% 以上，每年有 7% 的印度民众因无法承受医疗支出而陷入贫困。世界卫生组织将印度发达的制药业与药品低可及性、低可负担性的失衡归咎于印度政府对公共卫生的导向与投入不足。2014 年，印度的公共医疗支出仅占全国 GDP 的 1.3%，是所有金砖国家里比例最低的。为改变这一局面，2017 年印度的《国家健康政策》要求到 2025 年，医疗支出要占到 GDP 的 2.5%。另外印度新发布的《国家健康保护计划》计划为约 1 亿贫困家庭每年提供高达 50 万印度卢比（约合人民币 4.7 万元）的二级、三级医院住院补贴。印度药企也正在努力提升国内市场渗透率，在覆盖印度 70% 人口的农村地区建设分销网络，打开印度较落后、尚待开发的医药市场。

（2）外需主要依赖美国。

受人口老龄化、环境污染、现代生活方式、医疗成本压力等因素影响，预计全球仿制药市场仍持续保持增长。印度作为仿制药出口大国，国际市场增长趋势较为乐观，但可能面临激烈的竞争，包括更多来自中国的仿制药产品。美国是印度最大的出口目的地，印度药企获得的 ANDA 数量仅次于美国本土企业。然而，过于依赖美国这个单一市场也给印度药企带来风险，比如美国的药品价格压力与税收压力使一些印度药企把目标市场转移至欧洲，并积极开拓拉美市场。美国药品自由定价的模式部分转变为支付者议价模式，导致药价降低，印度药企计划推出更多特色仿制药以弥补这部分利润的流失。

印度药品主要的出口目的地见图 13。

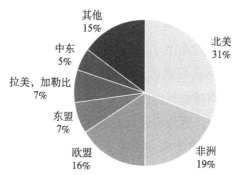

图 13　2017—2018 年印度药品主要出口目的地

资料来源：印度药品出口促进贸易委员会数据。

二、中印生物技术与医药产业发展政策比较分析

（一）专利运用

专利宽松期有利于产业初期的技术积累，对专利法的灵活运用能够保护和激励本国技术发展。印度充分利用专利法，对 TRIPS 专利要求采取最小限度的解释，通过减少对常青药的垄断、对传统药物不予专利、鼓励抢占首仿药、强制许可等方式，营造了有利的医药产业发展环境，尽力满足了民众的健康与卫生需求。我国缺乏对专利法的研究，被动地接受 TRIPS 的专利要求，在医药研发与生产技术水平还有限的时候，就开始实行严格的专利法，加入世界贸易组织（WTO）后受到国际医药企业的冲击，专利法对产业发展的引导带动作用不明显。

1. 印度灵活利用专利法，有成熟的仿制药商业模式

充分利用35年的专利宽松时间（产品专利空窗期）发展本土医药产业。产业发展初期，为使本土药企较快获取技术，印度实施了宽松的专利法，大大促进了印度仿制药研发与生产技术的发展。在产业成熟并获得相当技术优势后，印度通过对专利法的灵活利用，既保护民众与药企的利益，又激励医药技术创新。

提高药品专利标准，避免专利常青药出现。印度对 TRIPS 专利要求在合理范围内采取了最小化解释，新《专利法》只对 1995 年以后发明的新药或经改进后能大幅度提高疗效的药物提供专利保护，阻止了跨国公司通过改进早期产品获得专利的做法。如诺华制药对其白血病药物格列卫申请产品专利，2006 年印度专利局以"该申请是一种旧药的新形态，不符合印度授予专利的标准"为由拒绝了，之后从 2006 年到 2009 年，诺华两次向印度高等法院提出诉状，均败诉；雅培制药的艾滋病药物洛匹那韦/利托那韦片剂的产品专利申请也被印度专利局驳回。

系统总结传统知识，避免跨国药企滥用专利。印度新《专利法》明确规定发明中涉及传统知识的内容不授予专利。为了避免跨国药企滥用专利，对不可专利的传统知识申请专利保护，同时促进印度传统知识的发展，印度科学和工业研究委员会与科技部等多部门合作，建立了覆盖印度

和其他国家传统药物供各国专利局参考的传统知识数字化图书馆。

重视海外首仿药的优惠政策，积极研发申报首仿药。美国食品药品监督管理局（FDA）对于首个仿制药申请授予 180 天的市场独占期，欧洲一些国家给予首仿药较后续仿制药更高的定价空间。印度出台了一系列激励政策鼓励企业申报首仿药资格，在原研药专利过期前 5 年左右，印度药企就启动仿制药研发项目。印度药企善于绕过原研药的某些专利，开发不同的合成路径、晶型、盐，使其仿制药可以在原研药的基本专利过期后尽快上市。同时，他们的仿制药研发线既有重磅产品，又包括市场较小但有一定技术难度的特色产品。

2. 我国缺少对专利法的深入研究和灵活运用

未能有效利用专利法空缺及宽松时的有利环境发展本土医药工业。我国生物医药经历了无专利法、短暂的宽松专利法、严格专利法、专利法补充完善四个阶段。在无专利法和宽松专利法时期我国没有很好地培育发展本土医药产业，在我国医药研发与生产水平还较低的时候就实行了严格的专利法，这在某种程度上限制了我国生物医药产业发展初期的技术积累，可以说专利法对我国早期医药产业发展的引领作用不大。

被动遵循西方国家的专利制度框架，尚未出现医药强制许可的案例。中国对 TRIPS 的专利规定采取了广泛解释，这可能与我国加入 WTO 初期对专利法研究不充分以及国际经验不足有关。在医药产业知识产权保护方面，我国对西方国家持相对合作的态度，这在一定程度上稳定了跨国药企在华投资的信心，以市场换技术是我国的发展策略。我国是金砖国家里唯一不允许药品平行进口的国家。我国 2008 年《专利法》（第三次修改）增加了 Bolar 例外的规定，在面临公共健康等重大问题时，允许企业生产制造有关专利药品并出口至某些国家或地区。截至目前，我国未出现医药强制许可的案例。加强知识产权运用保护、支撑创新驱动发展是我国目前的战略发展方针。

对海外仿制药市场的了解及相关专利规则的应变能力不足。我国药企未能针对国际医药市场与专利的特点形成成熟的海外商业模式。与着眼欧美市场的印度大药企不同，我国药企的主要市场是中国，在选择新研发品种时首先考虑国内市场，海外申报拟上市品种未必有国际竞争力。另外，我国对国际药品专利的研究与应对技术不足，开发不侵犯原研专利的仿制药的能力较弱。因此，我国的仿制药集中为竞争激烈的重磅产品，不能形成特色产品，最后只能和其他竞争对手拼价格。另外，我国生物医药专利相关法律人才不足，药企在外围专利应用、应对专利诉讼等方面的能力还有待提高。

（二）创新体系

健全的创新体系能够提供技术、人才、制度等保障，完整的产业链可以较好地规避环节缺失的风险。印度通过建立国家级的研究机构开展公共关键技术研究、以公立企业带动技术扩散、研发税收减免、赋予企业对政府资助项目的专利权、完善国际技术开发和转化网络等措施，完善了生物医药产业创新体系。我国通过一系列政策，构建了较完整的产业链，在基因测序、细胞治疗等领域实现了国际领先，但我国支持"成果对接产业"的机制体制不畅，阻碍了新兴领域的创新成果转化，近年来原料药价格暴涨也提醒我们要关注产业链的完整性，避免环节缺失带来的风险。

1. 印度建立了较完善的创新体系

发挥公营机构的技术驱动作用。在印度制药业发展早期，印度的公营药企与科研机构在支持印度制药技术建设与发展上发挥了至关重要的作用。例如，印度中央药物研究院开发了更高效的扑热息痛药物的生产工艺，这一技术至今仍广泛被印度中小型制药企业应用。目前，印度公立科研机构与药企积极进行 PPP 合作研发新药，既获得了前沿技术与专业人才，又加快了技术孵化、产品工业化与商品化。

印度政府十分注重医药行业的创新环境营造。印度通过对研发和技能开发等支出实行税收减免、对初创公司实行所得税减免、对有商业潜力或者高风险的研发项目给予拨款和技术扶持等方式促进新药研发。同时，政府还联合企业建立了强大的基础设施和商业化设备，培养大量医药人才，与海外企业和研究机构共建技术开发与商业化的合作网络，营造良好的创新环境。

2. 我国构建了较完整的产业链，但成果转化通道不畅

我国医药政策以满足人民对美好生活的需求为导向，形成了较为完整

的产业链。我国一直重视基本药物的生产供应，积极推进医药储备和应急体系构建，建立了常态化基本药物储备，重点监测紧缺原料药和中药材供应情况，协调解决生产原料的供应不足问题，为基本药物生产供应提供了强力保障。我国已经形成了覆盖原料、制造、流通、销售等的产业链条。

重点扶持生物医药等新兴领域的发展。我国政府出台了一系列关于科技创新、战略性新兴产业规划等政策，大力扶持基因科技、细胞治疗、远程医疗等新技术、新模式的创新研发，意在将生物产业打造成为国民经济的主导产业。与印度相比，中国的政策激励与财政支持力度更大。目前，我国在基因测序、细胞治疗等领域已经实现了国际领先。

我国"成果对接产业"的机制体制不完善。虽然近年来我国积极鼓励医药、医疗器械创新，审批审评程序大大优化，但从科学发现与技术发明到成果转化的创新链条没有完全打通，技术转化的系统机制、机构设置、专业服务不完善，也没有建立起支持新经济发展的部门协调管理机制，新技术的商品化、工业化受阻。

（三）监管制度

完善的医药产业监管制度是保障产业健康发展的必要条件。印度具有相对良好的医药监管法规基础，市场准入标准与国际接轨程度较高，但质量评价标准较低，假药劣药现象仍普遍存在，不过近年来也采取了一系列改善药品生产设施和加强质量管理的措施。我国已经建立了较完善的药品监管体系，但与主流国家体系的差异使得一些海外药企不易进入中国，另外，我国监管执行能力不足导致近年来医药卫生领域事故频发。相比而言，目前中国药品质量的监管水平优于印度，2018 年我国成为国际人用药品注册技术协调会（ICH）的法规成员国，而印度仍为 ICH 观察国。总体来说，中印两国药品质量标准与监管水平和西方发达国家尚有较大差距，中印都不是质量标准要求更高、国际认受度更高的国际医药品稽查协约组织（PIC/S）的成员国。

1. 印度药品质量监管体系与国际接轨并逐步完善

医药监管基础良好，提升空间大。英国殖民时期发布的《药品与化妆品法案 1940》和《药品与化妆品规则 1945》至今依然是印度药品质量管理的核心控制法规，印度政府对其进行了十多次修订，不断改善药品生产设施与提高质量管理规范，推动印度药品标准与全球接轨，然而，进展较为缓慢。印度假药劣药现象严重，政府在推行药品生产 GMP 质量标准要求和仿制药的一致性评价上受到不少阻力，中小型药企无力承担昂贵的开支，民众也无力支付因前期成本上升而价格更贵的药品。

提高药品质量监管标准的同时采取相关措施。目前印度政府推动在医药产业园建立共享试验与生产设施，以便在提高中小型药企生产质量的同时缓解其资金负担。另外印度政府建设了一套监管国内药品生产企业及其产品的国家药品电子数据库，以便更快速有效地发现和解决产品质量问题。

优化药品审批流程，加快新药上市。印度的药品准入标准与欧美差异不大，为提升印度在医药领域的国际竞争力，印度允许跨国药企在印度开展多中心临床试验，简化药品注册与进出口审批流程。

2. 我国医药监管体系较完善，但监管水平仍需提升

形成了较完整的监管体系。我国在药品生产 GMP 标准、药品集中招标采购、国家基本药物目录、仿制药质量和疗效一致性评价、医药流通两票制、药品上市许可持有人制度、疫苗管理法、创新改革临床试验管理、药品医疗器械审评审批制度等方面都有了相应的法律法规，形成了较完整的监管体系，规则越来越细致，要求越来越严格，医药行业的经营环境日渐改善。

监管体系在不断纠错中完善。医药监管审批环节涉及巨大利益，近年来疫苗事件、虚假数据等对行业造成了严重影响。前几年，因为药品医疗器械审批审评体系不科学，新药临床审批、新药临床申请、新药上市、仿制药申请等资料积压量巨大。我国医药产业发展环境复杂，销售环节过多，虽然我国是仿制药大国，但是生产质量水平与印度差距较大，近年来实施的一致性评价对行业影响较大。

监管体系与国际规则对接。我国生物医药产业监管体系与国际标准还有一定差距，申请注册上市效率也不高，使得许多国际企业和国内优秀企业选择在国外注册上市新药，而国内的新药可及性不足。

（四）国际化发展

国际化发展能够促进产业在更广泛的范围中整合人才、技术、资本等要素。印度通过技术交流合作、投资并购，促进了医药产业快速发展，我国医药企业已经有了一定技术与资本积累，正积极在海外寻求拓展机会。

1. 印度通过国际合作带动产业发展

印度积极参与国际合作与竞争。印度依托自身技术、成本与语言等优势，主动通过欧美等高标准质量监管体系的认证，利用国际业务大大促进了医药产业的发展且提高了国际影响力。印度积极参与国际合作项目，承接研发外包项目，如参与由世界卫生组织主导的针对世界因贫困引起的被忽视疾病（结核、疟疾、艾滋病等）的开发项目。印度还与美国、德国和英国等发达国家的高校、科研中心与药企建立了技术合作。

印度十分重视通过对外投资寻求发展。在国际市场扩张方面，印度药企抢占国际高端市场的意识很强，通过产品对外许可与海外收购并购，快速进入了欧美等高端市场，同时拓展产品线，提高生产技术，将海外市场的巨大利润用于新药研发。

2. 我国应加快国际化发展步伐

我国医药产业国际化步伐加快。近年来，我国医药企业对外扩张趋势明显，也逐渐获得了国际市场的认可。如2018年我国共77个品种获批美国仿制药申请，相较于2017年的31个获批品种有大幅提升；绿叶制药自主研发的利培酮微球注射剂通过了美国FDA创新药审批；2017年我国加入了ICH，与国际标准的对接不断加强。

生物医药产业政策国际化不足。我国生物医药的国际化还有很多不足，如医药产业政策连英文版都没有，加上近年来产业政策变化较快，使得国际医药企业很难及时了解我国的产业政策变化，进入我国困难重重。

（五）可及性和可负担性

生物医药产业的发展必须考虑到人民群众的可及性和可负担性等社会外部效应。低药价能保证药品的可及性，但是低药价也会影响医药企业的创新和生产动力，因此如何平衡企业创新和民生福利是关键。

1. 印度通过限价、基本药品目录保障人民需求

印度的医药定价一直在企业收益与人民福利间博弈。印度早期通过国有企业主导和药价限制，很好地实现了药品的可及性。但是随着低价药对企业创新发展激励不足的问题显现，印度政府逐步放松药价限制，又建立起国家基本药物目录，从最早规定药品的利润不能超过药品售价的15%，到对必需药品进行价格控制，再到如今仅对基本药物目录品种采用以市场为基础的最高限价政策，同时解除了对原料药的价格控制。政策目的在于稳定基本药物价格、保障民生，同时促进产品创新和市场竞争。

2. 我国通过多种渠道制约药价

我国通过多种方式，降低药价并且增加老百姓对药品的可及性。我国医药产业发展初期，放开药品价格后出现了上涨过快等情形，价格较低的药品也出现供给不足的现象。目前，我国一方面实现市场化定价，另一方面通过基本药物目录、招标采购、带量采购、医保等多种渠道降低药价，提升药品的可及性。但是，我国也面临药品招标价格过低影响企业生产、创新积极性的情况。

三、中印双边医药贸易发展情况及未来趋势

(一) 中印双边经贸合作保持良好势头

中印两国均为发展中大国，也是主要的新兴经济体，都拥有庞大的国内市场，经济互补性较强，合作潜力巨大。根据中国商务部数据，2017年，中印双边贸易额达到了844亿美元，创历史新高，比上年增长20.3%。2018年第一季度，中印双边贸易额达到了221.3亿美元，同比增长15.4%。中国已经成为印度最大的进口国（见表3）和第四大出口国（见表4）。截至2017年底，中方累计对印度投资超过80亿美元，印度已成为中国企业在海外重要的基础设施合作市场和投资对象国之一。

表3　印度五大进口伙伴

国家和地区	金额（百万美元）	同比（%）	占比（%）
中国	72053	18.8	16.1
美国	24645	9.3	5.5
阿联酋	23098	19.9	5.2
沙特阿拉伯	21080	14.1	4.7
瑞士	20497	36.9	4.6

资料来源：印度海关公开资料。

表4　印度五大出口伙伴

国家和地区	金额（百万美元）	同比（%）	占比（%）
美国	45903	10.3	15.5
阿联酋	29816	-3.3	10.1
中国香港	15127	14.2	5.1
中国	12484	39.3	4.2
新加坡	11174	46	3.8

资料来源：印度海关公开资料。

（二）中国对印度医药出口与投资情况

2017年，中印医药双边贸易总额为62.7亿美元，同比增长13.5%，中印医药双边贸易额仅占中国医药贸易总额的5.4%。同年，中国对印度出口医药53.8亿美元，同比增长12.9%，以劳动密集型的原料药为主。中国对印度有医药出口实绩的企业超过7000家，其中民营企业的出口额占对印医药出口总额的59%。当前，由于印度迫切需要降低对中国原料药的依赖，扶持本国原料药产业，印度政府采取反倾销与加强监管等手段变相限制从中国进口原料药。

中国在印度的医药投资额相对较低，但随着中国生物与医药产业的发展以及国际化程度的提高，增长趋势明显。2012年，上海创诺医药集团在印度班加罗尔投资建设了Acebright India（pvt）Limited，主要开展抗肿瘤和抗病毒原料药的生产，为印度客户提供本地化的优质服务。该公司已通过WHO-PQ认证，拥有员工160余人，实现年收入约2500万美元。2017年，复星医药并购印度格兰德制药，并购额达10.9亿美元，创下中国对印投资单笔最大数额的纪录。这一双赢合作不但有利于复星医药获得欧美认证审批方面的经验从而更好地走向国际，而且也把复星医药在生物制药研发方面的优势带入印度，为印度生物制药市场注入活力。

（三）印度对中国医药出口与投资情况

与其他出口目的地相比，印度对中国的医药出口额相当小，主要出口产品类型为原料药。根据印度商务部数据，2017 年印度对中国的药品出口额只占印度总药品出口额的 0.31%。但是，医药出口总额呈上升趋势，2017 年中国从印度进口医药产品 8.9 亿美元，同比增长 17%，以西药原料、植物提取物和医院诊断与治疗设备为主。印度是我国原料药的第七大进口国。这与近年来中国政府加强对制药工业的环保监督，以及越来越多的中国药企投入开发首仿药，中国对印度原料药的需求增加有关。

由于西方原研药价格昂贵，中国仿制药滞后或质量不过关，中国有相当部分重病患者对印度仿制药有巨大需求，近年来中国人购买印度药品引起的法律纠纷屡次让印度药品成为媒体和公众关注的焦点。但是合规进入中国市场的印度仿制药寥寥无几，根据 Pharmadigger 的数据，截至 2018 年 11 月，只有 6 个印度药企（太阳制药、雷迪博士实验室、西普拉制药、Chiron Behring 疫苗公司、Zeneses Biosciences 公司、Piramal 公司）的 18 个药品制剂品种通过中国药监局的注册。与之对应的是大量印度药品在网店、微商渠道成为热销品并从非正常渠道进入我国，这给使用者、购买者带来质量与法律的双重风险。

很多印度药企希望在中国注册自己的制剂产品，但障碍重重。据印度工业联合会透露，印度仿制药要进入中国主要面临注册与市场准入的挑战。在注册方面，一是中国药监局给出的注册要求不够清晰透明，没有一目了然的注册指南；二是没有提供英文版本的法规文件；三是法规变化太快，翻译跟不上变化。在市场准入方面，中国每个省有不同的招标规则，印度药企（尤其是中小型药企）难以明确知晓；印度药企不了解中国市场，销售力远远比不上中国本土药企。因此，印度药企已向中国药监局递交了 1600 多份药品制剂注册申请，但目前只有不到 20 个通过注册，而真正上市的制剂品种不超过 10 个（包括伏格列波糖片、西替利嗪片、奥曲肽注射液等），年总销售额在 500 万元以下。

一些印度药企希望利用中国的原料药优势，在中国投资设厂进而开拓中国市场，但发展较缓慢。印度雷迪博士实验室负责人 Satheesh Kumar 指出，印度药企开拓中国市场的难点在于产品立项选择、合作伙伴选择、市场准入、销售推广等。1993 年，印度兰伯西实验室（Ranbaxy Laboratories）与广州白云山制药集团侨光制药有限公司、香港企宁有限公司共同投资组建了我国第一家中印合资企业——广州南新制药有限公司。2007 年该合资公司生产超过 40 个产品，然而出于成本控制与业务整合的原因，2009 年兰伯西实验室出售了其持有的 83% 的股份。2002 年，印度奥奇德化学与制药有限公司（Orchid Chemical & Pharmaceutical Ltd）为进入中国抗感染药物市场，与华北制药合资成立了华北制药奥奇德药业有限公司，但 2012 年该合资公司被华北制药河北华民药业有限责任公司吸收合并为国有独资工厂。比较成功的案例是印度雷迪博士实验室与加拿大龙灯集团在 2000 年合资建立的昆山龙灯瑞迪制药有限公司，其产品在心脑血管、中枢神经、胃肠内科、心脏科、内分泌科、皮肤科和风湿科等领域建立起品牌，分销网络覆盖全国各省份。2018 年 12 月，印度阿拉宾度制药与山东罗欣药业签订战略合作协议，双方将在中国建立合资公司，联合投资研发和生产呼吸领域产品。

（四）中印贸易合作前景广阔

中印医药产业有很强的互补性，彼此间的依存度很高，合作潜力巨大，近年来中印医药经贸合作有增加趋势。目前中印双方努力推进双边医药贸易，前景愈加广阔。在 2018 年 3 月的中印经贸联合小组第十一次会议上，双方就促进双边医药贸易合作、加大印度药品进入中国市场等问题进行了会谈，中印双边医药贸易合作进入新阶段。同年 5 月 1 日起，中国对抗癌药等药品实行零关税，这对印度仿制药企业来说无疑是一个利好消息。外交部发言人华春莹 7 月 9 日表示，中印双方就推动印度药品进入中国市场、开展中印医药产业对话交流合作有着良好沟通。有关部门就开展中印双边医药贸易合作及促进印度药品进入中国市场等制定了具体措施。

参考文献

[1] 何渊源. 推动中印双边生物医药合作进入 2.0 版本 [DB/OL]. https：//www. thepaper. cn/newsDetail_ forward_ 3449422, 2019-05.

[2] 何渊源，秦阳. 关注产业链安全，建立原料药健康发展新路径 [DB/OL]. https：//m. thepaper. cn/newsDetail_ forward_ 3456148, 2019-05.

[3] 何渊源. 发挥医药专利的引领作用，减少我国"药神"现象 [DB/OL]. https：//www. thepaper. cn/newsDetail_ forward_ 3462963, 2019-05.

[4] 何渊源，秦阳. 加快对接国际医药标准，提升我国药品供给能力 [DB/OL]. https：//www. thepaper. cn/newsDetail_ forward_ 3472489, 2019-05.

[5] 何渊源. 加强公共科研机构作用，提升医药成果转化水平 [DB/OL]. http：//news. sina. com. cn/o/2019-05-18/doc-ihvhiews2762010. shtml, 2019-05.

[6] 刘晓惠. 金砖国家医药贸易竞争力分析 [J]. 时代经贸, 2018 (25).

[7] 熊彬，谢换春. 中印医药贸易的本地市场效应研究 [J]. 南亚研究季刊, 2014 (3)：58-62.

[8] 范爱军，刘馨遥. 中印工业制成品贸易的本地市场效应比较研究 [J]. 世界经济研究, 2011 (1).

[9] 医药市场将迎来高品质仿制药 [R]. 安永报告, 2018.

[10] 柳树. "一带一路"背景下中印医药产业合作：机遇、挑战与路径 [J]. 南亚研究, 2018 (1)：50-67 +158.

[11] 丁香园调查派. 医生眼中的国产仿制药质量 [R]. 2014.

[12] 卢杉.2017 我国医药百强营收超 7500 亿，新药研发与国际水平差距明显 [EB/OL]. 21 世纪经济报道, 2018-08.

[13] 德勤. Medical devices, making in India—A leap for Indian healthcare [R]. 2016.

[14] The Indian pharmaceutical industry：Changing dynamics & the road ahead (2015) [R]. Life Sciences & IT Knowledge Banking (LSIT), Yes Bank.

[15] 于盟. 中印疫苗产业国际化对比 [N]. 医药经济报, 2015-05-27.

[16] 刘亮，楼铁柱. 国内外生物仿制药监管政策情报研究 [J]. 中国新药杂志, 2016 (4).

[17] 李明珍. 印度医药制造业发展路径、特点及其启示 [J]. 科技管理研究, 2011 (17).

[18] Mahajan V., Nauriyal D.K., Singh S.P. Domestic market competitiveness of

Indian drug and pharmaceutical industry ［J］. Rev Manag Sci, 2008.

［19］Sectoral risk outlook pharmaceuticals ［J］. Dun & Bradstreet, 2018 (6).

［20］Omar serrano (2016)：China and India's insertion in the intellectual property rights regime：Sustaining or disrupting the rules? ［J］. New Political Economy, 21 (4)：343-364.

［21］赵建国，王宇. 加强知识产权运用保护，支撑创新驱动发展战略 ［N］. 知识产权报, 2014.

［22］医药行业八大新特征！药企如何应对? ［N］. 医药经济报, 2018.

［23］柳树. "一带一路"背景下中印医药产业合作：机遇、挑战与路径 ［J］. 南亚研究, 2018 (1).

［24］产业链互补，印对我出口低价抗癌药胜算几何? ［N］. 医药经济报, 2018.

深圳生物医药产业发展观察

徐翌钦

(深圳国家高技术产业创新中心)

摘要: 2009 年,深圳市生物医药产业启动,伴随着政府的一系列政策举措落地,产业发展初具规模,医疗器械领域优势明显,包括精准医疗在内的新兴领域呈现快速增长态势。深圳生物医药产业正面临"双区"叠加战略与国家政策红利等历史机遇,基于前期深圳市政府在科学装置、医药学院、转化平台等产业基础环境的巨大投入,生物医药产业发展将迈入新时期,亟须进一步推动生物经济数字化,促进产业升级,完善产业链条,实现补链强链。

关键词: 生物医药;产业发展;政策举措;深圳

一、政策举措

2009 年 9 月,深圳出台《深圳生物产业振兴发展规划(2009—2015年)》及相关政策,重点发展生物医疗、生物医药、生物农业、生物环保、生物制造、生物能源等领域,通过提升自主创新能力、加强产业国际合作、扩大产业发展规模、推动产业重点突破、促进产业集聚发展、构建产业支撑体系,促进生物产业的快速发展,并且每年投入 5 亿元设立生物产业发展专项资金,用于支持生物产业发展。

2011 年 12 月,深圳出台《深圳国家创新型城市总体规划实施方案(2011—2013 年)》,提出生物产业振兴发展工作方案。在生物医疗、生物医药、生物农业、生物环保、生物制造、生物能源等领域,组织实施一批产业化专项,分梯次培育一批自主创新型企业,积极引进一批国内外知名企业落户深圳。计划到 2013 年，深圳生物产业规模达到 1270 亿元，且开发出一批创新药及新型生物医疗设备产品，企业规模不断扩大。推动深圳（坪山）国家生物产业基地核心区建设，组织编制《深圳国家生物产业基地（坪山生物城）专题规划研究》，加快深圳国家生物产业基地生物医药企业建设，包括医疗器械标准厂房、生物医药生产厂房、实验室、化学品库以及配套设施，总建筑面积约 22 万平方米。2011 年加速器主体结构工程完成 75%，完成投资 3.5 亿元。2012 年完成加速器主体工程和室外工程，完成投资 3 亿元。

2013 年 11 月，深圳出台《深圳国际生物谷总体发展规划（2013—2020 年）》，提出坚持大科学引领、大数据支撑、大产业发展、大健康服务的理念，创新发展生命信息、生物医学工程、生物医药与高端医疗、生命健康服务、生物资源开发、生物环保与制造等重点领域，促进科学发现、技术发明、产业发展、普惠民生的协同联动，构建具有国际竞争力的生物产业体系。计划到 2020 年，将深圳国际生物谷建成国际领先的生物科技创新中心、全球知名的生物产业集聚基地。

2013 年 12 月，深圳出台《深圳市生命健康产业发展规划（2013—2020 年）》，提出以生命信息、高端医疗、健康管理、照护康复、养生保健、健身休闲等六大领域为重点，以前沿生命科学发现为基础，以先进生物技术、新一代信息技术等为支撑，充分发掘深圳国家基因库生物信息资源，有效利用国家超级计算深圳中心大数据处理能力，强化健康制造基础作用，培育健康服务新兴业态，广聚优质创新资源，完善产业空间布局，积极探索先行先试，促进科技引领、产业发展与普惠民生的良性互动。计划到 2020 年，建成全球重要的生命健康产业基地、国际领先的生命信息和高端医疗服务中心、国内知名的健康管理和养生休闲服务中心。

2016 年 12 月，深圳出台《深圳市战略性新兴产业发展"十三五"规划》，提出要实现生命经济新突破。以服务民生需求为根本，加速生物技术与信息技术融合，创新发展精准医疗、数字生命等前沿交叉领域，提升生物医药、生物医学工程等优势领域的发展水平，打造国际领先的生物技术科技创新中心。计划到 2020 年，建成全球知名的生物产业基地，生物产业规模达到 2600 亿元。

2018 年 11 月，深圳出台《进一步加快发展战略性新兴产业实施方案》，提出打造全球知名生物医药产业基地。紧扣生命科学纵深发展、生物技术与信息技术融合的主题，提升生物医药、生物医学工程等优势领域的发展水平，创新发展精准医疗、数字生命等前沿交叉领域，打造世界领先的生命经济高地。建立多层次基础支撑和共性技术平台，突破药物研发关键技术，提高原研药、首仿药和新型制剂的创新能力，发展新型抗体、蛋白及多肽等生物药和干细胞等生物治疗产品。构建医疗器械协同创新体系，大力发展高端医疗器械设备。着力发展精准医疗，提升基因检测技术水平和加快个体化治疗临床应用。探索建立覆盖全方位全周期的数字生命系统，加快生命信息数字化，培育数字生命新业态。布局脑科学与类脑研究、精准医学成像、合成生物学、人类增强等重大前沿领域。

2020 年 1 月，深圳出台《深圳市人民政府办公厅关于印发深圳市促进生物医药产业集聚发展指导意见及相关配套文件的通知》，提出到 2025 年，全市生物医药产业总产值突破 2000 亿元，建成"一核多中心"错位发展格局，打造十个重大公共服务平台，争取药品临床批件超百个，实现二类、三类医疗器械注册上市产品近万个，基因检测数据产出能力全球第一，努力建成国内领先、国际一流的生物医药产业集聚发展高地。

2020 年 4 月，深圳出台《深圳市人民代表大会常务委员会关于加快生物医药产业高质量发展的决定》，提出紧紧抓住建设粤港澳大湾区和深圳先行示范区"双区驱动"重大历史机遇，立足现有产业发展基础，把握全球生物医药科技前沿发展动向，瞄准生物医药领域的世界先进水平，聚焦生物医药重点领域和关键技术，科学前瞻布局，优化产业结构，强化创新引领，健全研发平台，完善人才政策，加强服务保障，做强医疗器械，做优创新药和仿制药，做大中医药，加快人工智能、大数据、5G 等信息技术与医疗技术的深度融合，构建创新生态活跃、基础设施完善、空间布局合理的产业体系，形成产业分工协作与集聚发展态势，打造全球知名的生物科技创新中心与生物医药产业集聚地。

二、深圳生物医药产业发展总体概况

深圳生物医药产业的发展涉及医药、生物医学工程、精准医疗、生物

农业、生物制造、照护康复等领域。① 作为首批国家生物医药产业基地和
国家自主创新示范区，2019 年深圳生物医药产业保持了平稳较快增长，生
物医药产业增加值为 337.81 亿元，增长 13.3%，占全市 GDP 的 1.25%，
其中规模以上工业总产值约为 1000 亿元，拥有医疗器械生产许可的企业
815 家，已授权发明专利 528 项。② 其中医药、生物医学工程、精准医疗等
稳步发展，产业高端化转型步伐不断加快。在 A 股、港股上市的深圳本土
生物医药龙头企业分别为 19 家与 5 家（见表 1）。

表 1　深圳的上市生物医药企业汇总表

序号	公司名称	覆盖领域	上市板块
1	深圳中国农大科技股份有限公司	医药制造	深交所主板
2	国药集团一致药业股份有限公司	医药流通	深交所主板
3	深圳市海王生物工程股份有限公司	医药流通	深交所主板
4	华润三九医药股份有限公司	医药制造	深交所主板
5	深圳信立泰药业股份有限公司	医药制造	深交所中小板
6	健康元药业集团股份有限公司	医药制造	上交所主板
7	深圳市海普瑞药业集团股份有限公司	医药制造	上交所中小板
8	深圳翰宇药业股份有限公司	医药制造	深交所创业板
9	深圳市卫光生物制品股份有限公司	生物制品	深交所中小板
10	深圳康泰生物制品股份有限公司	生物制品	深交所创业板
11	深圳开立生物医疗科技股份有限公司	医疗器械	深交所创业板
12	深圳市尚荣医疗股份有限公司	医用耗材	深交所中小板
13	深圳市理邦精密仪器股份有限公司	医疗器械	深交所创业板
14	深圳迈瑞生物医疗电子股份有限公司	医疗器械	深交所创业板
15	深圳华大基因股份有限公司	精准医疗	深交所创业板
16	康哲药业控股有限公司	医药流通	香港联交所主板
17	金活医药集团有限公司	医药流通	香港联交所主板
18	先健科技公司	高值耗材	香港联交所主板
19	深圳市海王英特龙生物技术股份有限公司	医药流通	香港联交所创业板

① 国家发展改革委《“十三五”生物产业发展规划》中生物产业主要包含医药、生物医学
工程、生物农业、生物能源、生物环保及生物服务等领域。

② 数据来源于深圳市统计局、深圳市发展改革委员会、深圳市科技创新委员会、深圳市工
业和信息化局、深圳市审计局、深圳市市场监督管理局、深圳市卫生健康委员会等。

序号	公司名称	覆盖领域	上市板块
20	华康生物医学控股有限公司	体外诊断	香港联交所创业板
21	博士眼镜连锁股份有限公司	医疗器械	深交所创业板
22	深圳微芯生物科技股份有限公司	医药制造	上交所科创版
23	深圳普门科技股份有限公司	体外诊断	上交所科创版
24	深圳市新产业生物医学工程股份有限公司	体外诊断	深交所创业板

(一) 产业发展概况

深圳的医疗器械类占主导地位。医疗器械总产值和出口总值连续多年保持全国第一，占全国医疗器械总产值的 7.9%，2013—2018 年复合增长率为 14.6%。815 家生产企业包含体外诊断类企业 101 家、义齿类企业 96 家、医学影像类企业 79 家、植介入类企业 53 家及其他企业；从生产许可证类别看，拥有三类生产许可证的企业 102 家、二类的 493 家，还有一类产品生产备案企业 220 家。在基因检测、监护设备、医学影像、体外诊断、植介入等细分领域具有领先优势，如基因测序产出能力占全球 50% 以上，监护业务国内排名第一，医学影像领域的超声业务在国内排名第三，体外诊断血球业务国内排名第二，腔静脉滤器国内排名第一。

药品形成创新药和仿制药双驱动发展态势。药品制造业工业总产值 289.46 亿元。70 家生产企业包含化药企业 27 家、中药企业 24 家、生物制品企业 7 家及其他企业。化学药占药品总产值近七成，主导地位逐年增强。化学创新药西达本胺填补了我国 T 细胞淋巴瘤治疗药物的空白，化学仿制药硫酸氢氯吡格雷片除原研药外同品种全国销售第一。

(二) 产业空间布局特征

目前深圳市已建成投入使用的专业园区有 12 个，总建筑面积 173 万平方米。其中，深圳（坪山）国家生物产业基地属于国家级生物产业基地，坝光国际生物谷属于"广深科技创新走廊"十大创新平台之一，旨在打造全球知名的生物产业集聚基地；南山高新技术产业园、龙华银星科技园已集聚众多生物医药企业，形成集聚发展趋势。

在建产业园区众多。深圳各区均高度重视生物医药产业发展，纷纷加快产业布局，大力推进生物医药企业落户，规划了众多在建产业园区，包括福田国际生物医药产业园、坪山生物医药加速器二期等，未来将对生物医药产业发展形成强力支撑。

（三）产业创新能力发展概况

创新载体覆盖面广。 深圳市生物医药产业创新载体共有 347 个，其中与药品相关的有 152 个，涵盖从药物筛选到临床试验研发全链条；与器械相关的有 132 个，涵盖医学影像、体外诊断等十大领域；其他医疗相关的有 63 个。创新载体涉及国家级重点实验室 6 个、国家级工程实验室 7 个和国家级技术中心 3 个，数量排名全国第九。

创新人才引进力度大。 深圳市积极引入高技术创新人才，尤其是基础研究领域人才。近几年已引进诺贝尔奖实验室团队 5 个，生物医药领域孔雀团队 54 个，"千人"专家 32 名，高层次医学团队 73 个，其中两院院士团队 22 个，海外团队 11 个，产业内已经集聚了一批高端人才。

创新成果位居全国前列。 目前深圳市共获批 3 个 I 类新药，位列全国第四；[①] 共获批 26 个创新医疗器械，占广东省获批总数 70% 以上，占全国 10% 以上。专利方面，2018 年深圳市生物医药生产企业发明专利已授权 528 项，位列全国第四；深圳市医疗器械 PCT 国际专利[②]申请量 1.8 万件，占全国申请总量的三成，连续 15 年居全国大中城市第一。

三、深圳医药产业发展特征研究

深圳市医药领域经过多年的发展，市场规模不断扩大，新产品、新技术不断涌现。抽样调研数据显示，2019 年深圳市医药领域实现营业收入同比增长 11.56%。至今已形成行业龙头企业引领、各企业自主创新争优新局面。

经过近年来的快速发展，深圳医药产业涌现了一批营业收入超过 10 亿

---

① 数据来源：《中国生物医药产业地图蓝皮书 2019》，I 类新药排名前三的是北京、上海、成都；专利排名前三的是北京、上海、天津。

② 申请人就一项发明创造在《专利合作条约》（PCT）缔约国获得专利保护时，按照规定程序向某一缔约国的专利主管部门提出的专利申请。

元的龙头企业，国药一致、海王生物、信立泰、康哲药业等一批企业迅速成长为深圳市生物医药领域龙头，引领医药产业发展。此外，深圳还拥有微芯生物、奥萨医药、万乐药业、卫光生物等极具发展潜力的创新型企业。2019年由深圳信立泰药业股份有限公司牵头，深圳奥萨医药有限公司、华润三九医药股份有限公司等知名医药企业和研究机构共同组建的广东省小分子新药创新中心正式成立。

（一）化学制药行业特征分析

深圳市化学药生产企业总产值占医药制造业总产值近七成，但总体产业竞争力仍处于全国第二梯队。在技术竞争力方面，深圳市基础研究能力始终处于追赶地位，研发创新载体关键环节缺失。

从产业链上看，深圳市化学药产业链上游主要指的是原料药生产，包括大宗原料药和特色原料药，深圳市大宗原料药企业有海滨制药、沃兰德等，特色原料药企业主要是以生产肝素钠原料药为主的海普瑞。产业链中游的研发环节包括高校及科研院所、制药企业以及CRO企业，目前深圳市已形成以中山大学深圳校区、深圳大学和深圳先进院为代表的高校科研院所，以信立泰、微芯生物为代表的制药企业，并积极筹划引进CRO、CDMO企业与平台，助力企业研发生产。产业链下游的药品流通与销售环节以海王集团、国药一致等企业为代表。

目前中游的研发生产环节存在明显短板。深圳市仅有高校10余所、新型研发机构40余家，科研实力偏弱，医药领域大院大所缺失，且深圳市化学药、创新药企业仅有微芯生物、奥萨医药等寥寥几家，研发实力薄弱，创新能力亟须加强。

（二）生物制品行业特征分析

深圳生物制品产业链主要涵盖单抗、疫苗、血制品三个领域，拥有超10种上市产品，超20种在研药品，在疫苗、血制品领域已形成一定规模，在单抗领域仍处于起步阶段。深圳市生物制品产业链在研发生产中的关键核心技术与国际领先水平有一定差距，产业核心关键环节缺失。

从产业链上来看，深圳生物制品产业链上游主要供应生物制品原材料，包括单抗、疫苗生产所需的培养基供应商和供应血液制品生产原材料的采浆站。产业链中游是生物制品的研发生产环节，在疫苗领域已具规模，深圳拥有百白破-Hib联苗等6个上市品种，20余项在研品种；在血液制品领域独树一帜，卫光生物拥有8个血液制品品种；在单抗领域处于起步阶段，未有品种获批上市，信立泰、万乐、健康元、赛乐敏等企业正积极投入创新产品研发。产业链下游是生物制品流通环节，主要包括医院、疾控中心、药店和接种单位。

深圳生物制品产业链中游研发生产环节存在较大提升空间。深圳疫苗研发生产环节的菌株毒株获取、分子设计、多价多联、工程细胞构建、规模化生产等核心技术与葛兰素史克、辉瑞、默沙东等国际巨头存在一定差距，自主研发生产能力需进一步突破；血液制品生产环节的血浆提取效率与国内外领先水平差距较大，产业链缺少运用基因工程技术的重组类血液制品品种，生产效率有限；单抗品种仍处于研发阶段，尚缺少已获得批准文号的单抗品种，因核心关键环节缺失而无法形成完整的单抗产业链。

（三）中药行业特征分析

深圳市中药产业保持稳定增长，以津村医药、和顺本草为代表的中药饮片企业，以华润三九、健康元为代表的中成药企业，研发生产实力雄厚。但中药领域高等院校、科研院所的缺乏限制了产业的创新发展。

深圳市中药产业链上游主要包括中药材的种植养殖和中药材粗加工，中药材的种植养殖工作主要在市外，深圳市内有部分精细加工炮制环节。产业链中游研发环节的主体包括高校科研院所、中药饮片企业以及中成药企业，目前深圳市已形成了以中山大学深圳校区、深圳大学为代表的拥有中药相关学科的高校科研院所，以津村医药、和顺本草为代表的中药饮片企业，以华润三九、健康元为代表的中成药研发生产企业，企业研发生产实力雄厚。产业链下游的药品流通与销售方面，海王集团、国药一致等药品流通企业业务可覆盖各种中药产品。

通过对深圳市中药产业链进行深入分析，中药饮片尤其是中药配方颗粒与中成药仍需大力支持，向着中药创新药前进。在产业链研发与生产环节，深圳市在中药基础创新能力存在明显短板，至今尚无一家中医药高等院校，中医药科研实力较弱，亟须有效对接港澳中药的基础资源。

四、深圳医疗器械产业发展特征研究

深圳医疗器械产业借助新一代信息技术、高端装备等产业优势，先进技术取得创新突破、高质量产品不断涌现，产业规模一直全国领先，已成为我国最具影响力的医疗器械产业聚集地。抽样调查数据显示，2019年深圳医疗器械领域同比增长13%，约占我国医疗企业市场总规模的8%。随着深圳企业自主创新能力不断提升，凭借积累的技术和高性价比优势，深圳医疗器械正努力争取高附加值产品市场份额，逐步实现国产替代。

在医疗器械领域，深圳涌现出迈瑞、新产业、开立、理邦、先健等一批优秀企业，50多家企业市值过亿元。在医学影像领域，迈瑞是目前国内彩超行业的龙头企业；在体外诊断领域，新产业、普门等也是优势企业；在高值医用耗材领域，先健科技是业内领先的心血管微创介入医疗器械供应商。

（一）医学影像行业特征分析

医学影像是医疗器械的重要组成部分，深圳市在医学影像中游领域具备较强的实力，创新能力、产业规模、出口规模等处于全国领先地位，迈瑞、开立等企业已成长为国内龙头企业。然而深圳市在医学影像上游环节除超声领域外，有多个领域关键零部件严重依赖进口。

深圳市各类医学影像产品在全国享有较高的知名度与认可度，培育了迈瑞、开立、安科等一批国内领先企业。当前，医学影像企业数量约占全市医疗器械企业数量的12.2%，产值约占全市医疗器械产值的52.7%。深圳市在中高端医学影像设备领域走在了全国最前列，占据我国40%以上的市场份额、80%以上的出口份额。

深圳市医学影像设备技术的成熟度仍处于成长期，上游多个核心部件和高端设备主要依赖进口。从产业链上看，深圳市医学影像产业链优势在于具有较强的中游生产能力，尤其在超声、CT等产品领域积累了较强实力，但越往上游走国产化能力越弱，在信号链和传感器领域几乎被国际龙头企业控制。由于目前全球主要研发生产企业集中在美国、德国、日本等发达国家，深圳市在产业链上游除了超声领域能基本实现关键零部件自给自足外，CT 球管、高压发生器等多个关键零部件供应乏力，进口依赖较为严重。

（二）体外诊断行业特征分析

深圳市体外诊断领域主要由上游电子元器件和诊断酶等原材料、中游诊断设备和诊断试剂、下游医疗机构组成，目前深圳市在上游原材料和关键元器件技术环节进口依赖严重，在产业链中下游比较成熟且具备一定优势。

体外诊断领域是深圳市医疗器械的优势领域，产值约占全市医疗器械企业的 20%，体外诊断设备出口额约占全国的 50%，涌现出迈瑞、新产业、雷杜等一批实力较强的本土企业，并在部分产品领域逐渐具备与外资巨头竞争的实力。新产业生物是国内第一家应用直接化学发光免疫分析技术的企业，并实现批量生产全自动化学发光免疫分析仪器及配套试剂，打破了该领域技术被国外企业长期封锁的局面。亚辉龙研发出国内第一台纳米磁性微球分离、吖啶酯标记的全自动超高速化学发光免疫分析仪及配套112 种试剂，打破了国际品牌的长期垄断。

深圳市体外诊断领域在中游仪器生产环节优势明显，企业数量、创新活跃度、技术水平等处于国内领先水平，迈瑞医疗、新产业和亚辉龙等在全自动分析仪、全自动化学发光仪领域处于领跑位置，华大基因在基因测序领域处于全球领先水平。但深圳市在体外诊断上游的体外诊断仪器关键零部件和体外诊断试剂的原材料方面主要依赖进口，目前只有迈瑞和新产业拥有自主研发的单光子技术模块，多数企业在关键零部件方面采取直接购买的方式，主要供应商包括日本滨松、日本岛津和美国 Coherent 等。

（三）高值耗材行业特征分析

深圳市在高值耗材的中游环节实力较强，集聚了一批心血管介入的研发和生产企业，但产业链上游各类医用金属材料和高分子材料基本缺失，主要依赖从美国、英国等国进口，应重点拓展骨科和血液净化等市场，延伸和扩展产业链，推动高值耗材领域提质增效。

近年来，深圳市培育出先建科技、业聚医疗和金瑞凯利等一批心血管介入领域的知名企业，血管支架出口金额占比超过国内的 20%，但在骨科、神经外科、口腔和眼科等领域总体规模较小，缺乏行业龙头企业。尤其在高值耗材原材料领域，相关企业均处于初创期，且以医用生物材料流通为主，研发和生产能力薄弱，与强生、美敦力、山东威高等领军企业差距明显。

深圳市在高值耗材的血管介入中游生产环节具备一定实力，拥有先建科技、业聚医疗等国内龙头企业。先健科技是全球第二大封堵器制造商，先天性心脏病封堵器等部分产品达到了国际领先水平。但在高值耗材产业链上游的原材料市场被国外寡头垄断，一方面因为医疗器材厂商对材料品质的高标准要求，另一方面因为采购商的转换成本高（材料验证、品质可靠度、产品信赖度等），生物医用材料厂商进入医疗器材厂商的供货体系几乎都可建立长久的供需关系，美国 ATI 公司、Carpenter Technology 及瑞典 Sandvik 等少数厂商掌握着全球主要的市场份额。

（四）监护及呼吸设备行业特征分析

监护及呼吸设备是深圳市生物医药产业的代表领域，各类产品远销海外，迈瑞、理邦等企业已具有较强的国际竞争力，在国际市场不断抢占飞利浦、通用等巨头的市场份额。尽管深圳市在中游具有强劲实力，但上游部分关键零部件与核心模块基本被国外垄断。

依托良好的信息产业基础，深圳市将监护与呼吸设备打造成优势领域，培育了迈瑞、理邦、科曼等龙头企业，监护仪、呼吸机等产品的出口金额合计占国内同类产品的 67.6%，在全国范围内处于领跑地位。近期受新冠肺炎疫情影响，迈瑞的呼吸机业务量增长了 3 倍，已成为全球的主要供应商。在监护领域，迈瑞成为全球继飞利浦、美国通用之后的第三大厂商，监护产品在国内市场占有率已达 63.3%，理邦、科曼等企业也逐渐在监护及呼吸设备领域占据国内领先地位。

监护及呼吸设备产业链是深圳市的优势领域，中游集聚了迈瑞、开立、科曼等一批国内龙头企业，各类产品在国际市场上也拥有一定市场份额。但在产业链上游环节，深圳市乃至全国都难以打破欧美先进技术垄断，如国产涡轮风机、顺磁氧测量模块、脉搏血氧测量模块和血压模块等关键零部件在准确性和抗干扰性方面存在不足，模块市场基本被进口产品垄断。在心电信号分析算法方面，除迈瑞、理邦等规模企业有自主研发的成熟方案，中小企业的算法能力均较弱。

五、深圳精准医疗产业发展特征研究

深圳市作为国内首批基因检测应用示范中心试点城市之一，目前已成为全球最大的基因组研究中心和国内基因测序应用龙头城市。近年来涌现出一批技术开发机构和企业，率先实现了产业链上下游贯通。深圳国家基因库是我国唯一获批建设的国家级基因库，也是全球第四个国家级基因库，[①] 为我国生物技术和生命经济发展提供支撑平台。

其中基因检测发展水平最高。华大基因在全球率先完成 200 万例无创产前基因筛查，并贡献了全球 40% 的基因测序数据；深圳市人民医院、罗湖医院等机构开展的干细胞临床前研究项目超 10 项；华因康牵头制定了我国基因测序领域第一项国家标准；海普洛斯启动万人肺癌基因队列研究。

（一）细胞治疗行业特征分析

深圳市从事免疫细胞治疗的企业超 10 家，产业链雏形渐现。以因诺免疫、宾德生物为首的中游生产企业创新能力突出，引领格局逐步形成；以北大深圳医院为首的下游治疗应用环节，人才储备实力突出，新技术新方法突破不断；以细胞制备为主的上游虽已展开布局，但自动化程度和规模整体稍显薄弱。

深圳免疫细胞治疗行业的中下游优势突出，创新能力全国领先。中游生产环节，普瑞金、宾德生物、因诺免疫和恒瑞源正等公司的 4 款产品已获得国家药监局临床试验批件，进入临床试验Ⅰ期，有望实现我国免疫细胞治疗产品零的突破；下游应用环节已引进了目前世界最先进的免疫细胞治疗技术和团队，临床治疗有效率超 50%，完成全球首例采用 CAR-T 细胞免疫疗法逆转皮肤 T 细胞淋巴瘤成功案例，实现肿瘤临床研究的重大突破。

深圳免疫细胞治疗上游在标准制定方面走在全国前列，但细胞自动化

---

① 全球四个国家级基因库包括美国国家生物技术信息中心（NCBI）、欧洲生物信息研究所（EMBI）、日本 DNA 数据库（DDBJ）和深圳国家基因库（CNGB）。

制备稍显薄弱。2016年深圳出台了《细胞制备中心建设与管理规范》，致力推进细胞制备及服务的标准化，建立了我国首个细胞制备中心地方标准。但细胞自动化制备能力仍不足，目前仅华大基因和北科生物建立了区域细胞制备中心，已投入建设的合成生物研究重大科技基础设施未来将带动深圳规模化、自动化细胞制备的发展。

（二）干细胞治疗行业特征分析

深圳市从事干细胞治疗的企业超20家，产业链初步成形。上中游发展引领全国，干细胞提取存储能力全国领先，在中游，干细胞临床研究合作网络全面铺开，临床研究数量和成效突出，打造了深圳干细胞产业名片。但在下游应用环节，深圳未抓住政策的利好机会，目前仍处于排兵布阵阶段。

深圳干细胞治疗产业链初步成形。上游提取储存和中游生产处于全国领先地位，先后涌现了一批龙头企业。其中北科生物是国内拥有最多"第一"的企业，建成了亚洲最大的综合性干细胞库群，实施了近10000例临床研究，与国内外400多家机构建立了合作网络，异体间充质干细胞治疗难治性红斑狼疮的关键技术创新与临床应用研究获得2019年国家技术发明二等奖。下游应用环节仍处于培育阶段，相关企业超20家，但目前尚无干细胞产品申报，且仅北大深圳医院和深圳市人民医院两家医院具有干细胞临床研究备案资质，干细胞临床应用环节与国际领先水平差距较大。

六、其他重点领域产业发展特征研究

通过对生物农业领域重点企业的调研发现，深圳市生物农业领域拥有铁汉生态、诺普信、金新农等多家龙头企业，在生态环保、生物饲料、生物农药等细分领域整体发展态势较好。在生态环保领域，深圳市拥有"中国环保产业骨干企业""中国生态修复和环境建设领军企业"铁汉生态；在生物农药领域，诺普信是国内规模最大、产品数量最多、品种最全的农药制剂企业，也是最大的农药水性化环保制剂研发及产业化基地；在生物饲料领域，金新农的经营规模、销售额、市场占有率均居中国猪饲料生产企业前列。

在生物制造方面，由于深圳起步较晚，生物制造规模较小，主要产业集中于生物酶及日用化学品的研发销售。时代生物是一家以研发生产健康口服液、美容饮品、粉剂固体饮料为主的企业。兰亭科技股份有限公司是一家主营化妆品和个人护理品的国家高新技术企业。

在母婴护理方面，有深圳爱帝宫现代母婴健康管理有限公司等企业；在康复服务方面，有深圳市好家庭实业有限公司、深圳市倍轻松科技股份有限公司、深圳市东迪欣科技有限公司等重点企业。2019年，深圳市倍轻松科技股份有限公司的专利"眼部按摩器（iSee4）"获得中国外观设计银奖。

七、深圳生物医药产业面临的内外形势与发展建议

（一）内部形势

深圳市生物医药产业链条存在缺失，部分环节亟须补全。目前，深圳市在医药、医疗器械、精准医疗等领域的产业链初步形成，但产业链的源头创新能力存在较大短板，主要体现在缺少专注研发和创新的国际一流科研机构，关键零部件或关键原料的核心生产技术创新能力有待增强。产业链的关键核心环节缺失将导致产业发展受制于人，阻碍发展。

（二）外部形势

中美摩擦升级，产业转型受制。在中美经贸协议中，美国关于加强药品专利保护、扩大对华药品和医疗器械进口等条款将给深圳市生物医药产业带来深层次的不利影响。产业发展将面临更为激烈的国际竞争，药品研发难度加大，中高端医疗器械转型艰难，深圳市生物医药产业创新转型发展道阻且长。

新冠肺炎疫情肆虐，战略价值提升。新冠肺炎疫情对我国乃至世界的经济发展造成剧烈冲击。作为与疫情防治直接相关的特殊行业，生物医药产业随着疫情的发展，战略价值不断提升。中央、地方政府、科研机构和企业等各类主体积极推进一批科技攻关项目，在为疫情防控提供应用成果的同时，也在短时间内集中孕育一批新技术、新产品和新业态，并将进一步促进生物医药科技成果转化体制及服务体系的完善。深圳市生物医药产

业因此迎来了新的机遇。

在线新经济兴起，推动产业变革。在线新经济是借助人工智能、5G、互联网等信息技术，与现代生产制造、教育健康等深度融合，具有在线、智能、交互等特征的新业态、新模式。在此次新冠肺炎疫情中，智能交互技术在病毒溯源、药物研发、诊疗救治等场景中得到了较为广泛的应用，促进了信息科技在生物医药领域应用的技术成熟、模式完善和标准统一。在未来，生物医学大数据平台、人工智能医疗、人工智能医药研发等BT+IT融合技术将会成为行业发展的主流。

（三）发展建议

面对来自产业内外部的复杂形势，深圳市应积极应对不利局面，抢抓行业发展机遇，顺应技术变革潮流，增强产业创新动力，完善产业链缺失环节。争取在政策上先行先试，全方位优化产业发展环境，进一步提升深圳生物医药领域的科研创新能力和产业化发展水平。

助力产业转型，突破美国封锁。通过针对性的政策、资金扶持，积极推动生物医药产业向自主创新转型，尽早摆脱核心技术受制于人的困境。加大重大新药的研发投入力度，提升医药科研内生动力和技术创新能力。加强仿制药技术攻关，加快仿制药产业结构优化升级。加快突破高端医疗器械的核心部件与关键技术，实现产品升级换代，填补高端医疗器械的市场空白。

聚焦新冠疫情，推动产业发展。新冠肺炎疫情在全球范围内不断恶化，有可能伴随人类长期存在。深圳市生物医药产业发展受疫情影响，预计短期会呈现阶段性提速，长期将持续高质量发展。因此，应进行长远的产业战略布局，大力支持新冠病毒检测试剂盒、检测分析仪、相关疫苗和药物等产品的研发。针对此次新冠肺炎疫情中凸显出的生物医药产业问题，进一步调整完善产业结构，形成自身特色及差异化竞争力，增强产业抗风险能力，实现生物医药产业的高质量发展。

推动生物经济数字化，促进产业升级。深圳市应加快跨区域、跨层级的医疗数据共享应用，实现医学检查结果互联互通。积极推广基于5G技术的远程会诊、远程手术、远程超声、远程监护、远程流行病学调查等远程医疗应用。加快发展智能医学影像设备、手术机器人、康复机器人、可穿戴设备等智能医疗设备，推动人工智能技术在疾病诊断、药物研发、海量数据处理等领域的应用。努力推动形成深圳特色的健康医疗大数据产业新业态。

完善产业链条，实现补链强链。为构建完备的现代生物医药产业体系，助推生物经济高质量创新发展，深圳市需要精准补足生物医药、医疗器械、精准医疗等产业链的缺失环节。支持生物医药产业链引进安全性评价等临床前研究关键创新载体、CRO/CDMO 等高端服务外包企业。推动生物医学工程产业链快速填补超导磁体、频谱仪等关键零部件领域空白，布局血液净化类高值医用耗材市场，推进中游监护及呼吸设备向上游迈进。推进精准医疗产业链拓展免疫细胞治疗产品的治疗靶点，推动干细胞治疗产品针对不同适应证进行临床试验等。

参考文献

[1] 相馨瑶. 深圳市大鹏新区生物产业发展中的政府行为研究 [D]. 华中师范大学，2017.

[2] 汪云兴，阮萌，何渊源，刘兴贺. 提升深圳大健康产业能级研究 [J]. 特区实践与理论，2016（2）：38-43.

[3] 周轶昆. 深圳生物医药产业发展战略研究 [J]. 中国经济特区研究，2014：99-107.

[4] 张昕然. 深圳市健康产业发展对策研究 [D]. 2015.

[5] 李远文，李书贞. 深圳医药产业发展存在的问题与对策思考 [J]. 山东化工，2019，48（2）：140-141.

[6] 刘晓，王跃，毛开云，等. 生物技术与信息技术的融合发展 [J]. 中国科学院院刊，2020，35（1）：34-421.

政策思考

刑法修订驱动的生物医药创新
——智能生产赋能行业监管创新

刘沐芸

（个体化细胞治疗技术国家地方联合工程实验室）

摘要：为了推动"双区"建设，国家药监局在深圳设立药品审评检查大湾区分中心，并予以核定正式人员编制，其主要职能是承担新药注册前的指导，以及上市后的核查，但并没有如预期的那样履行就近审评审批职能。这反映出新药注册审评审批的重要性、复杂性与责任重大性。新药注册审评审批是药品研发获批上市应用全生命周期中一个特定阶段的职能环节，并不能保障该药获批上市后一直安全有效，因此上市前审批、上市后监查和不定期核查是一个当前通行的行业监管规则，从某种程度上来看，是一种"劳动密集"和"责任重大"的工作。

关键词：刑法修订；生物医药监管；精准医疗；智能制造

一、刑法修正案催生生物医药智能化创新

2020 年 12 月 26 日通过的《中华人民共和国刑法修正案（十一）》，规定"药品注册造假正式入刑"（细胞产品也属于药品的一种）。但造假入刑可能还不足以大幅降低"造假"或事故概率，因为从历史来看，造假入刑给人的决策影响是"造假被发现的概率"，而没有从根本上让行为人形成"不能造假"的机制。

这是因为当前药厂或细胞生产车间的"手工操作和人工记录生产过程"的运行体系让"过程造假"很难在"重大事故"发生前被发现或被制止。因此，过程造假或有偏差往往是重大事故发生后，在回溯调查中才

被爆出或被发现。但都为时已晚，虽然追究了责任，损失甚至重大损失却已经形成。

因此，只有智能、实时、在线的智能生产方式能从根本上减少甚至杜绝"过程造假"，有效地实现此次"刑法修正案"的初衷。因为，智造无人生产线所有的生产记录都自动生成，任何修改都会留痕，并且智能生产能有效预测并纠正偏差。智能生产最差的情形是生产偏差造成浪费，但不会发生偏差产品流向市场（无论是有意还是无意）后导致重大事故的发生，比如"疫苗事件"。

二、当前生物医药生产的创新和智能化程度远远落后于其他行业

早在2004年，美国食品药品监督管理局（FDA）就发过一份研究报告，专门讲到与其他行业相比，甚至与生物医药行业自身的新药管线创新相比，整体制药工业的生产运营仍处于效率低和成本高的人工操作状态。从生物医药生产运营过程来看，工程设计理念、新的测量方法和控制技术，以及知识管理系统等现代化技术创新在生产中的应用非常有限。由此可见，提升生产效率和提供过程质量保障的智能化、数字化创新是一个还未被意识到且未被满足的巨大市场。

自报告发布到现在，整体生物医药领域的生产创新仍乏善可陈，以至于生物医药的审评审批也只是停留在人工审阅、评价生产者提交的书面报告，而不是过程实时审查。因为，一些在其他行业生产中常用的智能技术、内置式质量动态监测、连续批量生产等技术革新没有在生物医药领域发生。一些汽车行业已应用20多年的常见技术如在线过程分析技术（PAT）、控制极限、动态预测等，在药品生产中更是罕见。

甚至，质量源于设计至今在医药行业也还不是主流理念。这是因为生物医药一直依赖的"专利保护、爆量生产、全球配送"组合下的"重磅炸弹"模式仍行之有效，因此驱动整体行业着手生产创新的动力并不强劲。

被称为先进疗法的细胞治疗产品的生产线也处于早期药厂的手工操作、采样送检和人工记录生产过程的状态。生产现状的落后完全无法匹配其非凡的临床疗效，小规模的实验室手工操作更是无法满足临床大量的垂

危病患的紧迫需求。近年批复上市的细胞治疗、基因治疗产品（如治疗COVID-19 的干细胞产品和 Zolgensma）都是能为传统医学认为的不治之症提供治愈方案的新药，但具有革命性疗效的细胞产品至今没有一个在临床中重现了过去生物医药行业中常见的"重磅炸弹"效应：惠及全球成千上万的重症患者，上市的当年就获得"百亿"销售额。

这主要是由于当前行业习以为常的手工、静态的生产体系无法满足细胞、基因治疗高复杂性的生产要求。"活"细胞、基因产品从原材料、中间生产到最终产品，一个"活"字，贯穿产品的全生命周期，因此具有高动态性、短效期、温度敏感以及连续质量控制和标记物鉴定烦琐、复杂等特点。于是，过去那一套"百试不爽"的法子不灵了。

三、智能化生产有望将研发申报与审评审批同步，新药审评审批效率提高

临床医疗进入新的发展阶段，当前医药产业中大行其道的生产规模效应在以个体化或小群体为基本特征的细胞、基因治疗领域失去了应用场景。因此，能适应小批量、多批次、更高质量与动态监测要求的智能生产创新非常迫切，而"活"的细胞、基因治疗产品要重现过去制药工业中的"重磅炸弹"效应，必须以新的思路和视角应对挑战，搭建快速响应性的数字化、自动化交付体系。

回顾生物医药产业发展历程，产业的兴奋点一直都被新药管线的创新所占据，政府基金和资本市场的注意力也都被管线的创新研发所"吸引"。今天资本市场上的生物医药创新故事也基本就是一场管线"接力赛"，用一个又一个的管线消息续写着不同生物医药公司相同的"创新传奇"，但新药研发成果如何能像"芯片"那样高效、快速、稳定地送到病人床边续写"生命传奇"，似乎就不那么能令业界兴奋了。生物医药行业"疾病治疗、促进健康"的初心似乎被管线的"估值"掩盖了，而智能化的生产创新将是统一行业初心与企业价值的有效路径！

近年来，各地不断有鼓励细胞治疗先行先试的产业政策，而加快审评审批的方法和路径就是增加审评审批的人员数量，或者安排审评审批人员

提前介入生产者的研究工作，或者就近设置分中心等依赖资源投入型的措施。因此，新药的研发申报与审评审批仍然是一种串联的状态，而无法形成一种并联状态，整体新药审评审批的效率始终没有达到"改变规则"般的改进。

为了推动"双区"建设，国家药监局在深圳设立药品审评检查大湾区分中心，并核定正式人员编制，其主要职能是承担新药注册前的指导，以及上市后的核查，并没有如预期的那样履行就近审评审批的职能。这反映出新药注册审评审批的重要性、复杂性与责任重大性。新药注册审评审批是药品研发获批上市应用全生命周期中一个特定阶段的职能环节，并不能保障其一直安全有效，因此上市前审批、上市后监查和不定期核查是一个当前通行的行业监管规则，从某种程度上来看，目前还处于一种"劳动密集"和"责任重大"的状态。尽管法规越来越严，但并没有从根本上杜绝"假药""劣药"或"造假行为"等。

根本原因在于与生命健康息息相关的生物医药生产仍采用低效的人工生产、静态纠错的模式。与其他行业相比，生物医药行业的生产现状不仅成本高昂，而且效率低下。一项研究表明，生产线的智能化、数字化创新可以节省成本 900 亿美元，这相当于一年研发八九十个新药的支出，还能真正实现新药审评审批的质量与速度"同步跃升"。

至今，其他行业较为常见的现代工程化流程设计、内置的检测、自动化控制和视觉识别技术等在生物医药生产领域的应用非常有限，更不用提智能制造和柔性生产规划。当前生物医药行业的生产管理效率低下，主要是由于其生产过程仍是一种"静态"的过程，依赖人工操作，专注于抽样检测而不是基于生产全过程的动态监测和反馈式学习。

这种"静态"的生产过程导致当前生物医药行业的生产体系整体停留在 19 世纪 50 年代的"纠错模式"，而不是动态的"持续改进模式"，使得偏差纠正非常复杂、琐碎，无法找到根本原因也就无从改进。这种"静态"的生产体系无法满足细胞产品所需的全生命周期质量回溯这一行业基本要求，更无法使新药注册和审评审批实现并联同步化。

在不同行业中，生产和质量的改进有一定的通识性，通过对生产过程的全面理解，减少变量从而不断改进。当前关于生产过程的信息较为有限和抽象，比如某一批的生产过程、相关参数和执行的批次记录是通过操作人员严格按照操作规程（SOP）"控制点记录"而来的"有限信息"。因此，当前医药行业整体仍处于"某个控制点符合质量"的状态，还无法通过对生产过程的全面了解来建立一个"自学习持续改进质量"的智能生产系统，从而确保药品全生命周期的安全有效。

在生物医药生产中，普遍存在一个"共识"：当前的生产过程和制药配方是一种"艺术"，而不是一门"科学"。也就是说，药品生产质量的结果如同艺术呈现那样，相当依赖"艺术家"的熟练程度和个人禀赋，质量非常不稳定、一致性非常差。很少有人会认为，制药过程能像芯片生产那样，将每个操作规程和步骤进行工程化分解和数字化传递，形成可以自学习的执行指令，保障每一批产品的质量都具有一致性，这样终端用户或临床患者不必赌运气就可以获得质量好的产品。就像通过数字化技术，我们随意打开唱片机，就能欣赏到大师级的作品。

四、智能化、数字化、实时在线智能生产是根本解决方案

智能化、数字化、实时在线智造生产线是根本解决方案，这革新了审评审批的方法并有效延伸审评审批的半径和链条，不仅保障了审评审批阶段的安全有效，并能延续审评审批阶段的安全有效，实现药品全生命周期的质量一致性。

细胞产业的行业翘楚北科生物与赛动智造联合领跑细胞产业变革，赛动智造为北科生物提供了"一键启动"细胞智造无人生产线（CellAuto-StemCell Platform），"按下"我国细胞生产智能化、数字化的转型键。

CellAuto-StemCell Platform 搭建的智能、无人细胞智造生产线提升了北科生物产品产量并保障了批间质量一致性，实时生成过程数据、生产报表，同步上传监管部门，并能与患者病史和临床疗效数据结合，对细胞生产数据、患者数据和疾病特征信息进行汇聚分析，审查人员可以实时了解和预知工艺全流程，实现研发、注册审评审批、生产监察同步化，并在过程中形成生产端与临床端的闭环分析，在实践中改进、优化，让生物医药行业中的"变更"这一"烦琐的再申报审批"更为高效，并能节省当前行

业中发生"变更"时需要投入的大量时间与资金。具体为：

（1）省地、节能又省钱。同样的产能，仅需人工操作 1/10 不到的空间便可宽松安置。CellAuto-StemCell Platform 的总体造价相对人工生产线的总体造价（产地设施、配套设备、生产技术人员和 QA 人员、管理体系等）少了很多。

（2）解放劳动力，实现一致性。所见即所得的操作方式设计解放了当前手工生产所需的大量熟练工程师，将这些专业技术人员从"按部就班、三班倒"的重复生产劳作中解放出来，参与到新技术、新工艺、关键试剂等细胞产业"卡脖子"环节的研发、创造中，以提升我国细胞产业链整体的科技实力，不再受制于人。

（3）工业信用使得监管极为省心。内置的制备工艺和流程，配合全流程实时生产监督，关键物料和供应商、过程工艺参数等实时生成生产报表并上传云端供监管者随时审查，消除了监管方、生产方和消费者之间的信息不对称，解决了当前审查员审查生产者手写申报材料时因"人类注意力极限"和"双方天然不信任"而产生的巨大监管成本。

（4）开放、友好的数据接口和工艺转化语言及配套工业软件，在保护客户核心知识产权的同时，便于开展工艺优化改进以及系统集成如供应链管理，简化了新药注册和上市后对关键物料供应商的核查和监管。

（5）模块化、可配置产能和全流程整体自动化解决方案，降低客户使用端专业技术门槛和对"熟练工"的依赖，可快速部署、迅速形成产能，有助于提高细胞制备产业的投资收益，吸引更多资本进入，促进产业快速发展。

当今社会已步入信息科技、数字技术和人工智能交汇融合的科技新时代，很多行业的生产都发生了翻天覆地的变化，如汽车、炼钢行业等的生产都与时俱进地引入智能生产线来实现提质增速，与生命健康息息相关的生物医药生产线智能化进程又有什么理由停滞不前呢？

从就近设立分中心以及加快审评审批的角度来看，智能化、实时化、数字化能有效整合生产端、临床端和供应链数据，提高工艺透明度，从本质上保障审评审批质量的同时也加快了速度，还能持续对药品上市后的质量进行追踪和监督。

刑法修订的目的不是惩罚，而是杜绝事故、保障质量，只有全面应用智能生产，才能从根本上实现刑法修订的初衷和目标：病有良药与产业高质量发展的协调统一！

参 考 文 献

［1］Ajaz S. Hussain. Emerging science issues in pharmaceutical manufacturing ［R］. FDA Science Board Meeting，2001-12-16.

［2］Staff Reporter. Pharmaceuticals trouble in the making：Sloppy manufacturing comes under fire，but inefficiency is the real problem ［J］. The Economist，2002.

日本干细胞监管政策的经验及启示

聂永星

(深圳国家高技术产业创新中心)

摘要：干细胞是一类具有自我更新和分化潜能的细胞，已在糖尿病、脑血管病、骨关节炎等重大慢性疾病领域实现了治疗应用，成为世界研究和关注的焦点。日本自 2006 年报道了全球首例重编程小鼠诱导多能干细胞后，一跃成为干细胞领域的先导，基于完善和宽松的监管制度，日本干细胞产业发展与技术研究在国际上居于前列。本文介绍了日本和我国干细胞行业发展现状及监管制度特征，总结了日本干细胞监管政策的演变特点，对比我国干细胞行业发展的制约因素，为我国充分释放干细胞产业潜能、制定监管框架提出建议。

关键词：干细胞；监管政策；日本；政策建议

一、引言

干细胞是一类具有自我更新和分化潜能的细胞，包括胚胎干细胞（ES 细胞）、成体干细胞和诱导多能干细胞（iPS 细胞）等，已在糖尿病、脑血管病、骨关节炎、自身免疫性疾病等重大慢性疾病领域实现了治疗应用，成为世界研究和关注的焦点。日本自 2006 年报道了全球首例重编程小鼠诱导多能干细胞后，一跃成为干细胞领域的先导：干细胞研究论文发表数量全球第 4，专利数量全球第 3，临床研究数量超 1800 项，已上市产品 6 项，干细胞发展在国际上居于前列。

干细胞技术具有多样性和复杂性，其产业健康发展依赖完善、规范的监管制度。当前全球不同地区和国家的干细胞监管体系和框架不同，总体可分为两类：一类是按新药进行注册，由药品监督管理部门监管，典型代表是美国、欧盟；另一类是按新药和医疗技术分类注册，由药品监督管理部门和卫生健康监督管理部门分开监管，典型代表为日本。我国干细胞按照新药和医疗技术分类监管，在顶层监管框架上与日本接近。总结日本干细胞监管政策的演变特点，借鉴日本干细胞监管优势，对创新我国监管政策、妥善解决我国干细胞产业发展需求与监管制度的矛盾具有重要意义。

二、日本干细胞行业发展现状

日本自 1981 年以来一直在积极进行干细胞研究，目前已在基础研究、临床研究和产业发展方面形成了丰富的成果。

基础研究屡有突破，iPS 细胞技术全球领先。根据美国科学情报研究所 Web of Knowledge 数据，2000—2019 年日本在干细胞领域共发表文章 33465 篇，位列全球第 4。其中，在 iPS 细胞领域，日本有 5 所大学文章发表数量位列全球前 10，京都大学基础研究水平走在世界前列，文章发表数量位列全球第 1。日本在 iPS 技术上的突破，为干细胞的研究与应用开辟了一个全新的领域。2006 年京都大学的山中伸弥教授第一个利用细胞重编程技术成功建立了小鼠 iPS 细胞，并获得了诺贝尔生理学或医学奖；2014 年神户市中央市民医院成功实施视网膜色素上皮细胞层移植，成为全球第一例 iPS 细胞治疗案例；2019 年大阪大学利用 iPS 培养出角膜细胞，并完成全球首例 iPS 角膜移植手术。

临床研究规模逐步扩大，产品成果逐渐增加。根据日本厚生劳动省数据，截至 2019 年 12 月，日本批准的开展干细胞临床研究的机构共 2817 家，涉及临床研究项目 3948 项，涵盖脂肪间充质干细胞、骨髓间充质干细胞、角膜上皮干细胞等领域。临床研究发展加快，转化应用逐渐成熟。根据世界知识产权组织（WIPO）数据，日本干细胞相关专利达 3639 项，位列全球第 3，其中实用新型专利由 2015 年的 30 项跃升至 2017 年的 943 项，呈逐年递增趋势且热度高企。在产品方面，日本医药品医疗器械综合机构（PMDA）数据显示，2015—2019 年日本共批准了 6 个细胞治疗产品，其中 3 个为日本本土公司自主研发的产品，3 个为国外公司在日本研发的产品。此外，富士公司等传统行业巨头也通过并购部署干细胞产品的商业化，进一步加速了日本干细胞产品的扩展。

行业监管指导文件齐备。日本在干细胞领域制定了从研究推动、设计开发、许可认定、质量评价到程序审查的全流程指导文件。根据三菱综合研究所统计数据，日本目前已发布的细胞治疗指导文件有128项，其中针对干细胞特殊制定的指导文件有18份，用于指导细胞采集、细胞制备、质量评价、疗效安全评估以及运输和存储标准等。厚生劳动省主导制定的法规较多，针对不同的疾病领域、细胞类型分门别类地做了详细规定。在监管法规方面，2013年，日本国会通过了《再生医学促进法》，要求政府加快再生医学的发展。2014年底，日本实施了《再生医学安全法》《药品和医疗器械法》，对再生医学监管体系进行了改革，再生医疗临床和上市审批周期都大大缩短，更多的企业和研究机构进入再生医疗领域，研究成果不断涌现，临床试验数量激增，再生医疗产业进入活跃期。

三、日本干细胞监管制度特点分析

日本干细胞领域主要监管部门为厚生劳动省和医疗器械审评审批机构（PMDA）。厚生劳动省是日本中央省厅之一，主管健康医疗领域，是政策制定和决策部门；PMDA是厚生劳动省的下级机构，职责范围包括对药品副作用的救助，依法对医药品、医疗器械及其相关业务进行审查，保障医药品及医疗器械的安全性。

日本干细胞治疗采取双轨制管理制度，按照技术和产品分开管理。以技术研究为目的的临床研究需按照《再生医学安全法》进行，仅在获得认证的医疗机构进行，不可用于上市。《再生医学安全法》根据细胞来源以及细胞处理方式将干细胞风险分为三个等级：一类风险包括诱导多能干细胞、胚胎干细胞、转基因细胞、同种异体加工细胞等；二类风险为除一类风险外的大部分干细胞疗法和非同源细胞疗法；三类风险为除一类、二类风险外的细胞疗法。依据不同风险等级审查要求，厚生劳动省对在医疗机构进行的再生医疗临床治疗进行风险审查和备案。在实际操作中，由再生医学认证委员会开展风险等级审查以及决定是否批准开展研究和应用，并将审查结果报告厚生劳动省。

以上市为目的的产品需按照《药品和医疗器械法》的要求开展注册试验和上市销售，由 PMDA 负责监管。《药品和医疗器械法》规定，经过小规模临床试验提示安全且可能有效的干细胞产品，提出申请后 9 个月内由 PMDA 做出决定。获得"有条件/期限上市许可"的产品，可进行市场化运作收集治疗病例信息，在 7 年内验证其安全性和有效性后，可申请最终上市。如发生重大事故，厚生劳动省和 PDMA 有权在此期间终止产品临床应用，以保证终止无效产品在市场上的流通。如果干细胞产品能够获得孤儿药资格，还可享受孤儿药优先审查等政策。

日本干细胞审评流程见图 1。

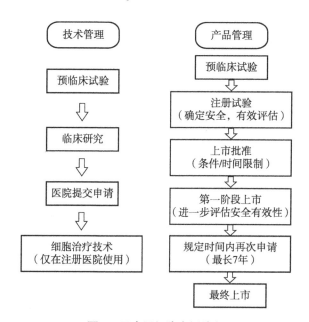

图 1　日本干细胞审评流程

日本干细胞在保证安全的基础上，形成了以促进临床研究、激发产业动能为目标的全流程监管模式。

临床研究按风险分层级监管，张弛有度地激发临床研究热情。日本根据不同干细胞技术的潜在风险，将干细胞临床研究分为三个等级，分别设有不同的审评程序，在最大限度保护患者权益的基础上，激发临床研究热情。如针对最高风险的 iPS 细胞产品，除再生医学委员会的评估外，厚生劳动省还设定为期 90 天的健康委员会咨询机制，并要求公开从事再生医学治疗机构的联系方式、治疗步骤等，以充分保护患者的权益。针对风险等级较低的技术和临床研究，经再生医学委员会评估后即可开展。风险分层级监管最大限度地激发了研究者开展临床研究的热情，根据日本厚生劳动省数据，在风险分层级监管实施后的两年内，日本提交的临床研究或应用达 3700 多项，其中最高风险等级的研究达 17 项，而最低风险等级的研究达 3541 项。

产品审批采取"有条件/期限上市许可"。干细胞产品为非标准化治疗产品，其治疗效果取决于患者和产品的契合度，需长时间收集数据以评估治疗的有效性，日本采取有条件/期限上市许可，将再生医学产品的有效性评价从上市前转移到了上市后，一方面在确定安全性的基础上加快了审评，提升了企业进行干细胞转化的积极性，另一方面促进了干细胞产品样本数据的积累，为筛选优质再生医学产品创造了时间窗口。同时，日本将再生医学产品纳入了医保范围，并允许企业在有条件/期限上市期间针对产品收费，可减少企业临床成本，提高产品的可及性和企业创新活力，使患者和企业成为双向受益者。日本创造性的干细胞监管方式不仅提升了国内企业的积极性，还吸引了国外企业到日本进行干细胞转化。根据日本医药品医疗器械综合机构数据，日本批准的 6 个细胞治疗产品中，有 3 个由诺华、安格斯、尼普罗等国外公司研制，其高效的产品上市监管制度提升了对外资企业的吸引力，进一步促进了日本干细胞产业的发展。

细胞标准化制备程序完善，从源头支撑产业健康持续发展。日本通过两个方面严格把关细胞质量，从源头把控风险。一是积极推进细胞培养标准化处理，制定了一系列细胞制备法规。厚生劳动省针对不同的疾病领域、细胞类型等，主导制定了 48 项法规，在细胞检查标准、检验程序方面做了详细规定。日本再生医疗创新行业组织、日本再生医疗学会、京都大学 iPS 细胞研究所等机构在细胞采集、制备、运输、保存等具体技术层面上制定了技术指导文件，用以规范细胞制备。二是通过颁发证书核准企业开展细胞制备。厚生劳动省要求对外开展业务的细胞培养处理设备需通过核查并取得相关证书，且每 3 年需重新申请，通过核查获得更新证书。对制备细胞和使用细胞的机构开展联动监管。开展细胞培养处理的企业需就细胞加工次数、投诉状况、处理细胞相关疾病的情报信息等定期向厚生劳动省提交报告，且需与使用细胞的机构建立良好的沟通机制。当发生紧急事件时，医疗机构需及时通知细胞制备企业，厚生劳动省视情况给予行政指导、紧急命令、强制取消许可证等处置。根据厚生劳动省数据，目前日本细胞培养加工设施共发放许可证 65 份，发出通知事项 2687 项，日本针对细胞制备从源头展开监管，进一步降低了干细胞风险，提升了产业发展效率。

四、我国干细胞行业发展现状

我国干细胞从 21 世纪初期的参照药品监管，至 2012 年按照第三类医疗技术监管，再到 2015 年重新回到参照药品监管轨道，经历了"放松—收紧—规范"三个阶段，至今形成了临床研究双备案制和按药品审评申报两种监管模式，基础研究发展迅速，成果频出，但临床研究和产业发展囿于监管框架，进程滞后于日本、美国等发达国家。

基础研究发展迅速，论文和专利位居前列。目前我国在干细胞自我更新与定向分化机制、干细胞与组织器官发育调控等基础研究领域取得了较多重大突破，iPS、胚胎干细胞基础研究走在全球前列。根据美国科学情报研究所的数据，2000—2019 年我国在干细胞领域共发表文章 56913 篇，排全球第 2，其中胚胎干细胞和 iPS 细胞研究成果突出，发表数量分别位列全球第 2 和第 3。干细胞相关专利达 7441 项，位列全球第 2。中国科学院是我国干细胞文章发表最多、实力最突出的研究机构，iPS 细胞、胚胎干细胞领域文章发表数量分别排名全球第 4 和第 5，其通过活体成像观测新生造血干细胞完整归巢的研究，更是开启了国际造血干细胞领域长时程、高分辨、在体研究的新时代。

临床转化路径不明确，临床研究动力不足。目前我国通过备案、具备干细胞临床研究资质的医院共 118 家，主要集中于北、上、广三地，通过备案并开展项目实施的仅 35 家，其中南京大学医学院附属鼓楼医院、中南大学湘雅医院以及中山大学附属第三医院开展的临床项目较多。南京大学医学院附属鼓楼医院的早发性卵巢功能不全项目，目前已开展至Ⅲ期临床研究并入组23人，进展突出。尽管近两年我国干细胞临床研究数量有抬头趋势，但受困于转化路径不明确，干细胞临床研究项目总体开展较少。

产品转化差距明显，产业化进程滞后。目前我国干细胞产业主要集中于干细胞的采集和储存，干细胞产品研发和临床应用等环节尚有待发展。根据国家药监局药品评审中心（CDE）数据，目前我国获得临床试验默示许可的干细胞产品仅为6项，且大部分处于Ⅰ期临床试验阶段。西比曼生物科技和北京汉氏联合是我国最早获得干细胞药品临床默示许可的公司，其中西比曼产品管线丰富且进度领先，拥有2项干细胞产品临床默示许可，并研发了我国目前唯一处于Ⅱ期临床试验阶段的干细胞产品。

五、我国干细胞监管制度和制约因素分析

临床研究双备案制要求开展干细胞临床研究的机构同时进行医疗机构和临床研究项目备案，经省级卫生健康行政部门和药品监管部门审核后，报国家卫生健康委、国家药监局备案。干细胞产品根据新药申报审批流程进行申报。申请人向CDE提交药品临床试验申请，受理后由CDE进行多专业技术审评，技术审评通过后可按照拟定方案开展临床研究。

我国现行干细胞监管制度以谨慎控制风险为主，尚未将制度设计延伸至适度放开以培育产业发展阶段，因此尚未释放干细胞潜能，没有形成蓬勃发展的态势。具体而言，主要制约因素包括以下三点：

第一，干细胞临床研究主体门槛高，研究项目不分风险等级，制约临床研究开展。目前我国干细胞临床研究主体备案要求较高，需为三级甲等医院，且需符合7项资质条件，并有临床研究项目。根据统计，2018年我国三甲医院占比仅为3.66%，符合干细胞临床备案资质的医院较少。此外，我国临床研究项目监管采取"一刀切"模式，无论自体还是异体来源干细胞，无论风险等级高低，均需按照同等要求开展备案，例如风险较低的间充质干细胞，我国开展研究的机构较多，目前已形成的相关专利超4200项，但进入备案实施开展阶段的项目少于60项，不分风险等级的监管极大地限制了干细胞研究项目的开展，远不能满足干细胞发展需求。

第二，干细胞产品按照药品监管审批，"亦步亦趋"限制了标志性成果产出。干细胞产品与传统小分子药、生物制品不同，产品受细胞来源和个体差异的影响较大，难以在短时间内对其产品性质和疗效下最终定论。目前我国干细胞产品根据新药申报审批流程进行监管，将传统小分子药和生物制品完成Ⅲ期临床、在安全基础上确保疗效后获批上市的审批流程套用至干细胞产品上，未能考虑干细胞产品的特殊性。当前我国尚无干细胞产品批准上市，作为药品申报的干细胞临床研究仅10项，其中大部分均处于临床Ⅰ期阶段。按照一般新药审批上市流程，预估我国需5~7年后才能出现第一批自主研发的干细胞产品，未来干细胞产品将出现较长时间的"零成果"。

第三，干细胞制备标准体系缺乏，产业链源头发展举步维艰。当前我国针对细胞制备仅制定了《干细胞制剂质量控制及临床研究指导原则》《干细胞临床研究管理办法》《细胞治疗产品研究与评价技术指导原则》3份文件，规范文件较少，且未针对不同疾病类型、细胞类型做了细项规范。标准体系的缺乏，增加了细胞制品的应用风险。由于没有标准化的细胞制备指导文件，企业细胞制剂各有差异，增加了监管难度。为控制风险，我国对于开展细胞制备、成为临床级细胞制剂供应方的企业要求较严格。企业成为细胞供应方，一方面需获得国家卫生健康委和国家药监局（NMPA）认定，另一方面需与医疗机构达成合作协议，且仅就开展的临床研究项目供应细胞制剂。我国直到2017年才首次明确企业可作为临床级细胞制剂供应方，至今认可的临床级细胞制剂供应企业不超过60家，产业链源头未得到充分培育。

六、我国干细胞行业发展的政策建议

我国尤其是深圳在干细胞领域具有较好的研究基础，已建立了深圳综合细胞库，培育了一批干细胞行业的领跑者，但产业潜能尚未充分释放，具有干细胞创新监管政策先行先试的实际需要。同时，深圳肩负建设中国特色社会主义先行示范区的历史重任，叠加了经济特区和社会主义先行示范区的制度优势，具有探索干细胞创新监管路径的责任。深港科技创新合

中国健康经济评论2020
Journal of China Health Economy Review

作区作为科技创新政策"压力测试区",已成为粤港澳大湾区科研力量集聚、政策创新的首选之地,具有小范围试验、风险可控、资源丰富的优势。因此,建议借鉴日本发展干细胞的经验,在深港科技创新合作区开展干细胞创新政策先行先试。

(一)建议临床研究放宽主体限制,建立分级监管制度

在合作区放宽干细胞临床研究主体限制,放开干细胞临床研究责任主体需为三甲医院的要求,对符合开展干细胞临床研究条件的机构或企业予以备案,由深圳市卫生健康委和深圳市药监局进行申报审批,国家卫生健康委和国家药监局备案后,主体可开展干细胞临床研究。同时,对临床研究项目建立分级监管制度,根据是否改造或使用异体来源干细胞设立两级风险监管,中低风险研究项目由深圳市卫生健康委和深圳市药监局进行审核,并将审核结果报送国家卫生健康委和国家药监局,经国家卫生健康委和国家药监局备案后即可开展;针对高风险研究项目,增设干细胞科学委员会,国家卫生健康委和国家药监局就深圳市卫生健康委和深圳市药监局的审核结果咨询干细胞科学委员会,并根据科学委员会建议,在90天内做出最后判断。开展项目的机构需就临床研究治疗人数、治愈状况、安全与科学性等定期向深圳市卫生健康委和深圳市药监局汇报,当发生紧急情况时,国家卫生健康委和国家药监局、深圳市卫生健康委和深圳市药监局有权采取处置措施或叫停项目。

(二)建议在合作区内试行干细胞产品"有条件/期限许可"上市

在合作区推动建立国家药监局药品审评中心粤港澳分中心,干细胞产品在验证安全且推测具有有效性的基础上,可向药品审评中心粤港澳分中心提交"有条件/期限许可"上市申请,药品审评中心粤港澳分中心在9个月内做出判断。产品得到批准后可在合作区内开展市场化运作,7年内根据疗效数据向药品审评中心粤港澳分中心提交最终上市申请,获得合作区市场化运作许可。深圳市药监局协助药品审评中心粤港澳分中心对"有条件/期限许可"上市干细胞产品实行审查,申报企业需定期就治疗人数、治愈状况、安全与科学性等情况向药品审评中心粤港澳分中心报告。当发生紧急情况时,药品审评中心粤港澳分中心和深圳市药监局视情况有权采取处置措施，或终止产品市场化运作。

（三）建议向符合细胞标准化制备要求的企业颁发许可证

向合作区内细胞制备标准化制备机构或企业颁发证书，推进细胞标准化进程。对满足细胞标准化制备条件的医疗机构，由深圳市卫生健康委和深圳市药监局现场考察核准后，颁发细胞制备许可证书；对满足细胞标准化制备条件的企业，由深圳市卫生健康委和深圳市药监局现场考察核准后，报国家卫生健康委和国家药监局批准。证书需每3年重新申请。对于委托企业开展细胞制备的机构，应和企业形成联动沟通机制，企业需就细胞加工次数、投诉状况等情况定期向国家卫生健康委和国家药监局、深圳市卫生健康委和深圳市药监局报告，使用细胞制品的机构需定期就诊疗人数、治愈状况、安全与科学性等情况向国家卫生健康委和国家药监局、深圳市卫生健康委和深圳市药监局报告。一旦发生紧急情况，使用细胞的机构应及时与细胞制备企业沟通，并报国家卫生健康委和国家药监局、深圳市卫生健康委和深圳市药监局，国家卫生健康委和国家药监局、深圳市卫生健康委和深圳市药监局视情况给予处置。

参 考 文 献

[1] 虞淦军，吴艳峰，汪珂. 国际细胞和基因治疗制品监管比较及对我国的启示 [J]. 中国食品药品监管，2019（8）：4-19.

[2] 再生医療等安全性確保法の施行状況について [EB/OL]. [2015-05-25]. https://www.mhlw.go.jp/file/06-Seisakujouhou-10800000-Iseikyoku/0000099542.pdf.

[3] 再生医学产品认可信息一览 [EB/OL]. [2020-09-14]. https://www.pmda.go.jp/review-services/drug-reviews/review-information/ctp/0002.html.

[4] 日本医療研究開発機構（AMED）. 再生医療研究開発2018を基にリケラボ編集部作成 [EB/OL]. [2018-11-02]. https://www.rikelab.jp/work/2121.

[5] 再生医療等の安全性の確保等に関する法律の概要 [EB/OL]. [2018-09-04]. https://www.pmda.go.jp/files/000154498.pdf.

[6] Fujita Y., Kawamoto A. Regenerative medicine legislation in Japan for fast provision of cell therapy products [J]. Clinical Pharmacology & Therapeutics, 2016, 99（1）：26-29.

[7] Tsubouchi M., Matsui S., Banno Y., et al. Overview of the clinical application of

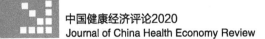
regenerative medicine products in Japan［J］. Health Policy, 2008, 88（1）: 0-72.

［8］株式会社三菱综合研究所.「再生医療に関する標準化動向調査」報告書［EB/OL］.［2017-03-17］. https: //www. amed. go. jp/content/000004852. pdf.

［9］关于第二批干细胞临床研究备案机构的公告［EB/OL］.［2017-11-28］. ht-tp: //www. nhc. gov. cn/qjjys/s7946/201711/17e818ef24954da680a27c91102843fd. shtml.

［10］国家药品监督管理局药品审评中心临床试验默示许可［EB/OL］.［2019-09-11］. http: //www. cde. org. cn/news. do? method=changePage&pageName=service#.

关于深圳将 iPS 细胞技术培育打造成
生命科学全球领先创新高地的思考和建议*

金银雪[1] 刘子先[2] 张金生[2] 钟若愚[3]

(1. 深圳大学知识产权信息服务中心;

2. 深圳市决策咨询委员会区域经济与对外开放组;

3. 深圳大学人口研究所)

摘要：干细胞技术是现代生物医学最重要的一种战略性技术，诱导多能干细胞（iPS）是其前沿领域而且有着自身的优越性，发展干细胞产业，尤其是诱导多能干细胞产业至关重要。深圳作为首批国家生物产业基地之一，其生物产业快速发展，在基因测序与细胞治疗的部分领域已形成位居世界前列的创新能力和良好的产业生态，但深圳细胞治疗与干细胞产业链发展仍有不足。本文对深圳市发展诱导多能干细胞产业的国际、国内及本土生态进行分析，为深圳打造诱导多能干细胞技术创新高地提供政策建议。

关键词：诱导多能干细胞技术；干细胞产业；创新高地；政策建议

生命健康是深圳未来最重要的产业，以精准医疗为代表的高端医疗是其主要组成部分。精准医疗的本质是通过基因组、蛋白质组、干细胞等医学前沿技术，实现对疾病和特定患者的个性化精准治疗，提高疾病诊疗与预防的效益。干细胞则是现代生物医学和精准医疗最重要的一种战略性技术，其中诱导多能干细胞（induced Pluripotent Stem，iPS）是自 2006 年发

---

  * 原文《建议将 iPS 细胞技术培育打造成我市生命科学全球领先的创新高地》为 2017 年 12 月深圳市决咨委区域组调研报告，执笔人为金银雪、刘子先、张金生、钟若愚，本文在原稿基础上有所修订。文中观点仅作为对相关政策思考的参考，不表示现有技术水平进展情况。

现以来快速发展的前沿领域，它具有获取方法更简便、有高分化特性等优越性，且有效规避了免疫排斥和道德伦理等问题约束，可以说是对传统干细胞技术的一场里程碑式的革命。目前，细胞治疗与干细胞技术正进入快速发展轨道，围绕 iPS 多能干细胞领域可能孕育形成全球领先的创新优势，在再生医学、临床医学、组织工程和药物学等方面的应用有巨大潜力。作为国家科技产业创新中心，深圳市着眼生命科学世界前沿，培育未来新的增长点，已经形成了基因测序分析等生命科学和细胞技术等良好产业基础。大力支持 iPS 干细胞技术在深圳集聚发展，将培育和推动形成新的全球领先的生命科学创新高地。

具体建议如下：

一、深圳在基因测序与细胞治疗的部分领域已形成居世界前列的创新能力和良好的产业生态，支持发展 iPS 细胞技术将弥补产业链不足，促进形成新的创新高地

1. 深圳在基因和细胞治疗的部分领域已经居于国际领先位置

深圳是首批国家生物产业基地之一，生物产业正以年均 20% 的增速快速发展，2016 年产业规模达 2000 多亿元。一批国家级龙头企业或世界级领军企业不断涌现，如华大基因、北科生物、迈瑞、海王生物、海普瑞、翰宇药业、微芯生物等。其中，新一代测序能力与超大规模生物信息计算分析能力已位居世界第一，华大基因已成为世界最大的基因组研发与科技服务机构；在干细胞和肿瘤免疫细胞治疗、基因治疗等部分领域，深圳也已迈入国际领先位置，北科生物建成亚洲最大的综合性干细胞库群和全球首个通过美国血库协会（AABB）认证的综合干细胞库群。

2. iPS 细胞技术发展不足，导致深圳干细胞产业链发育不完善

干细胞产业链可划分为：上游产业，以干细胞采集和存储业务为主体，包括脐带血造血干细胞库、脂肪干细胞库、胎盘干细胞库、牙髓干细胞库等；中游产业，以干细胞技术研发为主体，包括干细胞增殖、干细胞药物研发、实验室处理配套产品（如检测试剂）等；下游产业，包括开展干细胞治疗临床研究及应用的医疗机构，以及一些医疗美容服务机构。此

外，在产业链前端还有研发生产细胞培养、干细胞冻存等耗材的企业，以及开展基础研究的机构等。

从干细胞库、干细胞临床科研及治疗产品转化来看，人类胚胎干细胞技术（ES）和诱导多能干细胞技术（iPS）代表着干细胞产业链中不同的技术方向，两者都拥有分化为不同类型干细胞的能力，但 iPS 细胞可通过人类体细胞的"重设"获得，其获取方法更简便、更优越，而且规避了免疫排斥和道德伦理等问题约束。同时，iPS 细胞拥有高分化特性，可分化为不同类型的细胞，在再生医学、临床医学、组织工程和药物学等方面有巨大的应用潜力。从产业链生态考虑，深圳市亟须改变在 iPS 领域布局不足的状态。

3. 推动 iPS 细胞技术发展，优先扶持 iPS 骨干企业，补足、做强深圳 iPS 产业链环节

深圳细胞治疗与干细胞产业链正不断拓展，但 iPS 细胞技术目前还未形成集聚发展的创新优势和产业生态。深圳应引进、培育 iPS 多功能细胞诱导、细胞制备技术等一系列基础应用与产业发展项目，并因此成为全国乃至全球范围内规模最大的 iPS 多能干细胞技术研发、成果转化、学术交流中心和重镇，将提升和巩固深圳在生命信息和细胞技术领域的领先优势。

因此，围绕 iPS 多功能干细胞技术领域建构全产业链的系统性技术储备，并推动产业化发展，可以成为深圳高端创新的优势项目和新的增长点。换言之，深圳在基因和细胞技术领域，不仅需要有华大基因、北科生物这样的领军企业，也需要着眼未来、扶持新的增长点，补足、做强在 iPS 领域的技术创新和产业链环节。

决咨委区域经济与对外开放组于 2017 年 12 月组织专家对 iPS 细胞领域发展情况及相关企业进行了专项调研，并专门考察了其中技术领先、已初步建成 iPS 干细胞储存库的深圳诺亚健康科技有限公司。该公司是深圳乃至全国 iPS 产业的引领者，其技术优势处在国际前沿，拥有中国唯一实现 iPS 技术应用的科学家团队，并已初步建立了中国首家 iPS 干细胞储存库，已经具备实力补强深圳 iPS 的产业链环节。如果深圳建立中国首家 iPS 产业基地，应重点引导和扶持类似的 iPS 企业，抢占我国 iPS 行业发展的

领军位置。

二、国际国内干细胞技术创新与产业发展已形成明显竞争，应抓住我国细胞临床治疗政策启动的机遇，布局、培育未来前沿领域

1. 国际上干细胞临床技术的应用已进入产业化、规范化阶段，多个发达国家和地区已经颁布了干细胞应用的相关法规

全球干细胞产业的市场规模逐年增长，从2010年的215亿美元发展到2015年的635亿美元，2018年达到1195亿美元左右。国内干细胞产业的市场规模在2010年约为30亿元，到2016年已经达到454亿元，2020年国内干细胞产业的市场规模将达到1500亿元。发达国家已纷纷建立了iPS细胞储存库，这是占领技术和产业制高点的标志，而我国在这方面仍是空白。美国食品药品监督管理局（FDA）颁布了用于全面管理HCT/P生产过程的指导规范cGTP，欧盟和中国台湾也颁布了相应的法规。韩国和日本在干细胞监管体系、监管框架和干细胞药品审批方式等方面进行了大刀阔斧的改革，有力地推动了干细胞产业发展，先后有多个干细胞药品上市。

2. 国内已建立多家产业化基地，干细胞相关企业已经超过100家，出现了明显的竞争态势

目前我国已经形成了超过100家不同规模的干细胞相关企业，并建立了多家产业化基地，覆盖了从上游干细胞存储到中下游干细胞技术及产品研发的各个方面。根据国内143家干细胞相关企业的资料，北京、上海、江苏、广东、山东为产业主要聚集区，其中江苏省有泰州国家生物产业基地干细胞产业化项目基地、无锡国际干细胞联合研究中心等，山东省有青岛干细胞产业化基地。但是多数以脐带血造血干细胞为主，涉及iPS细胞产业的较少。此外北京、天津、山东、上海、浙江、广东、四川等7个省（直辖市）设有拥有国家牌照的脐带血造血干细胞库。

3. 我国干细胞临床治疗时代已经开启，深圳应抓住政策转变的重大机遇，积极推动布局、拓展干细胞产业链

国内干细胞临床治疗落后于国际，主要原因是前几年中国干细胞领域

停止临床治疗研究、缺乏相应政策规定、至今尚无获得监管部门正式批准的商业化产品。不过，2017 年底政策层面已开始出现重大转变。2017 年 11 月，中国首个干细胞通用标准《干细胞通用要求》在北京发布，这将推动我国干细胞领域的规范化和标准化；2017 年 12 月 18 日，国家食品药品监督管理总局组织制定了《细胞治疗产品研究与评价技术指导原则（试行）》，标志着我国全面、有序地开展干细胞临床治疗时代已经开启。在政策利好的推动下，精准医疗尤其是基因测序、细胞治疗、干细胞等相关领域将进入一个快速发展的轨道。

4. **深入挖掘诱导多能干细胞的多方面产业潜能**

iPS 多能干细胞的重要特征是"多能"。科学家陆续发现用人体多种细胞可以诱导制造类似胚胎干细胞功能的细胞。比如山中伸弥将四种转录因子引入小鼠胚胎或皮肤纤维母细胞，诱导产生的 iPS 细胞在形态、基因和蛋白表达、表观遗传修饰状态、细胞倍增能力、类胚体和畸形瘤生成能力、分化能力等方面都与胚胎干细胞极为相似；日本大阪大学眼科学教授西田幸二等人成功利用 iPS 细胞一并培育出部分角膜、晶体和视网膜等眼睛主要部位细胞；中国科学家俞君英利用 iPS 技术同样可以诱导人皮肤纤维母细胞成为几乎与胚胎干细胞完全一样的多能干细胞。深圳诺亚健康的科学家团队采集患者自身体细胞诱导分化成造血干细胞，通过移植造血干细胞修复患者造血功能，提出诱导产生胰岛 β 细胞替代从而根治 I 型糖尿病的治疗方法。针对更多疾病的 iPS 多能干细胞治疗方案仍在源源不断地研发之中。

可见，iPS 多能干细胞技术针对多种疾病具有开发多种治疗方案和医疗产品的潜能，在医疗产业方面吸引了创业、创新团队和人才，应引起足够重视。

三、政府积极介入，推动 iPS 细胞技术与产业在深圳集聚发展

一是推动率先建立中国首座 iPS 细胞库。深圳已建有国家基因库，是在深圳的国家重大科技基础设施之一。如果率先在深圳建设国家 iPS 细胞库，则真正使深圳站在了高端医疗领域的世界前沿。iPS 细胞库与脐带血

造血干细胞库不同，又互为补充。该细胞库覆盖面更大，涉及已无留存脐带血机会的所有人群，因此是重要的基础设施。该库可采用多元高效的投入机制，吸引社会资本投入，创新运营管理机制。

二是鼓励产业聚集发展，规划设立深圳 iPS 细胞产业园。鼓励在前海、坝光、坪山或宝安、光明等地规划选址，设立深圳 iPS 细胞产业集聚园区。在园区，围绕 iPS 细胞库，构建 iPS 公共技术平台，引进国内外具有领先水平的研究团队、研发项目和代表性企业，打造建设 iPS "造血工厂"，研发生产全自动细胞培养机，建立基因大数据分析平台，补齐深圳细胞治疗与干细胞产业短板。

三是吸引、聚集 iPS 领域专门人才，实现人才激励政策全面覆盖。干细胞是典型的人才、技术双引领行业，又是高度依赖领军人才的行业。人才政策要全面覆盖 iPS 的基础研究和产业应用全链条，鼓励现有干细胞研究队伍做大做强，加强国家干细胞临床研究基地的建设。同时，深圳市"孔雀计划"等人才、科技资助计划中应重点设置并支持 iPS 技术创新的团队项目，争取在干细胞研究方面凝练一批前沿性的研究方向、聚集一批高水平的专业人才、扶持一批领先型的科研团队。

四是尽快出台相应的产业政策，鼓励和引导 iPS 干细胞产业发展。加强对 iPS 干细胞研究的顶层设计，出台有利于 iPS 产业发展的产业政策，鼓励发展干细胞、免疫细胞等细胞治疗技术，支持细胞储存、规模化制备和检测体系开发，支持干细胞新药申报、资源库建设，支持个体化治疗技术及临床应用等。

五是探索将干细胞存储与治疗等相关项目纳入医保支持范围，对深圳 iPS 企业在研发投入和成果产业转化等方面予以财政支持。以干细胞治疗为核心的再生医学将成为继药物治疗、手术治疗后的另一种疾病治疗途径，可用于治疗心血管疾病、糖尿病、早老性痴呆症、帕金森病等多种疾病。为推动和拓展干细胞存储与治疗技术的市场空间，建议将 iPS 干细胞存储及干细胞治疗项目列入医保支持范围，对 iPS 企业在研发投入和成果转化等方面予以支持。

参 考 文 献

［1］陈涛，钱万强．国内外干细胞研究和产业发展态势分析［J］．中国科技论坛，2011（10）：150-153+160.

［2］陈云，邹宜諠，张晓慧，等．我国干细胞产业三个完善方向［N］．医药经济报，2019-03-25（006）.

［3］中国首个干细胞通用标准发布：推动干细胞领域规范化和标准化［EB/OL］.［2021-01-19］．https：//www.thepaper.cn/newsDetail_forward_1875413.

［4］总局关于发布细胞治疗产品研究与评价技术指导原则的通告［EB/OL］.［2021-01-19］．https：//www.nmpa.gov.cn/ylqx/ylqxggtg/ylqxzhdyz/20171222145101557.html.

［5］陈瑞平，谢庆，刘菁，等．山中伸弥四因子替代者行诱导多能干细胞重编程的研究进展［J］．临床与病理杂志，2017，37（12）：2699-2704.

［6］蔡璐．全球首例iPS细胞角膜移植手术［J］．科学世界，2019（10）：6.

［7］Choi K. D., Yu J., Smuga-Otto K., et al. Hematopoietic and endothelial differentiation of human induced pluripotent stem cells［J］. Other, 2009, 27（3）.

《中国健康经济评论》征稿启事

《中国健康经济评论》是深圳市应用经济研究会、深圳大学人口研究所、综合开发研究院（中国·深圳）公共经济研究所联合主办，且在个体化细胞治疗技术国家地方联合工程实验室、深圳高技术产业创新中心生物经济研究所等单位支持下创办的，旨在对健康经济理论、中国健康经济发展状况进行理论探索和实证研究，以实现促进学术进步和服务中国健康经济发展的双重使命。

《中国健康经济评论》将秉承开放发展的理念，为有关健康经济发展的理论与实践研究提供专业学术平台，使关注中国健康经济发展的学者和业界专家能够及时获得相关最新学术信息，并开展学术对话和讨论。《中国健康经济评论》通过中国经济出版社出版，条件成熟后改为学术季刊发行。

一、栏目设置

栏目主要分"健康经济探讨"和"健康经济观察"两大类。真诚欢迎学者和业界专家赐稿。

（一）健康经济探讨

概念演进：重点发表与健康经济相关的、战略性和理论性较强的学术论文或评述译介，本栏目旨在为中国健康经济发展的实践提供理论支持。

理论分析：发表研究健康经济发展的学术论文。本栏目旨在展现相关专家学者对健康经济理论的认识和判断，加深对健康经济议题的认识和了解，推动学界就健康经济发展进行对话。

热点探索：对与健康经济发展相关的热点问题进行研究，本栏目旨在及时交流探讨相关学术状况和研究进展。

(二) 健康经济观察

产业发展：本栏目将聚焦与健康产业发展密切相关的议题，分析产业发展的最新动向。

区域研究：本栏目将综述国内外健康经济区域发展的新进展、新问题、新趋势。

政策思考：本栏目为政府、学界和商业企业专家对健康经济发展政策分析、具体项目的案例评估与分析。

二、来稿要求

来稿应包括：中英文篇名、中英文提要、中英文关键词、赐稿者的中英文姓名、联系方式和稿件正文。如系第一次投稿，请附个人信息，包括：真实姓名、所属学术机构、职称及职务、通讯地址、邮编、电话、传真以及电子邮箱地址等联系方式。

对来稿实行同行评议的双盲审稿，采取编辑部初审、编委（专家）复审、编委会定稿的三审制；经审核拟征用的稿件，请修改整理后提交定稿。编辑部有删节权，如不愿删改，请于来稿中注明。来稿发表与否，将于3个月内予以回复。限于人力，稿件恕不退还，请特别注意自留稿件副本。来稿一经采用，奉上适当稿酬并赠送样书2本。稿件中的论点仅代表作者个人观点，作者文责自负。

请勿一稿多投。文章一经发表，版权即归"深圳市应用经济研究会"和中国经济出版社所有，其后除作者、译者本人结集出版外，不得翻印、转载。

来稿请寄：深圳市南山区南海大道3688号深圳大学文科楼七楼深圳大学人口研究所《中国健康经济评论》编辑部；邮编：518060；电话：（0755）26558902；邮箱：ipr@szu.edu.cn。